명의가 알려주는
음주의 과학

명의가 알려주는

음주의
과학

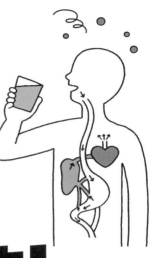

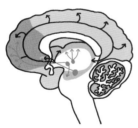

하이시 가오리 **지음**
아사베 신이치 **감수**
김나은 **옮김**

시그마북스
Sigma Books

명의가 알려주는 음주의 과학

발행일 2022년 12월 15일 초판 1쇄 발행
지은이 하이시 가오리
감수자 아사베 신이치
옮긴이 김나은
발행인 강학경
발행처 시그마북스
마케팅 정제용
에디터 최윤정, 최연정
디자인 강경희, 김문배

등록번호 제10-965호
주소 서울특별시 영등포구 양평로 22길 21 선유도코오롱디지털타워 A402호
전자우편 sigmabooks@spress.co.kr
홈페이지 http://www.sigmabooks.co.kr
전화 (02) 2062-5288~9
팩시밀리 (02) 323-4197
ISBN 979-11-6862-089-6 (03510)

술은 내 안에 여태껏 없던 흔들림을 낳았다. 술은 언제나 내 곁에 있었다. 술을 마시며 많은 사람과 이야기를 나누었고 술과 관련된 일에 종사하게 되었으며, 8년 전부터는 '술과 건강'을 주제로 집필 활동을 하기 시작했다.

그런 내가 '앞으로 지금처럼 술을 계속 마셔도 될까?'라는 커다란 불안에 휩싸였다. 이처럼 마음이 흔들리게 된 계기는 전 세계적으로 미증유의 재난을 불러온 신종 코로나바이러스 감염증 때문이다.

외출을 삼가다 보니 밖에서 술 마실 일이 크게 줄면서 집에서 마시는 음주량이 늘었다. 어느 날, 온라인에서 파는 5리터짜리 영업용 위스키

한 병을 눈 깜짝할 사이에 비우는 나를 발견하고는 '이대로는 안 되겠다'라는 생각이 들었다. 이대로 음주량이 계속해서 늘어난다면 알코올 의존증에 걸릴지도 모른다. 거기까지 가지 않더라도 분명 병에 걸릴 위험이 커질 것이다.

이런 일을 나만 겪은 것은 아닌 모양이다. 코로나 사태는 인류에게 음주 습관을 되돌아보게 했다. 한 가지 예를 들어보자. 2022년 1월, 일본 경제지 〈닛케이비즈니스〉 전자 신문과 〈닛케이굿데이〉가 독자를 대상으로 한 설문 조사에 따르면 코로나 사태를 계기로 음주 습관이 변했다고 답한 사람이 46.2%에 달했다(답변 수 1296건, 이하 동일). 매체의 특성을 고려하면 설문 참여자는 사회 곳곳에서 맹활약하는 애주가들일 것이다. 또 코로나19의 여파로 음주 습관이 어떻게 바뀌었는지를 묻자 밖에서 술을 마시지 않게 되었다는 답변이 가장 많았고, 나처럼 나날이 음주량이 늘었다고 답하거나 반대로 음주량이 줄었다고 답한 사람도 있었다.

술을 더할 나위 없이 사랑해서 술과 함께 살아온 우리가 음주 습관을 되돌아보기 위해 가장 먼저 해야 할 일은 가능한 한 과학적으로, 또 객관적으로 술이 우리 몸에 미치는 영향을 파악하는 것이다.

지나친 음주가 병을 부른다는 사실은 누구나 안다. 하지만 그렇다고 해도 술을 줄이고 싶지 않은 것이 애주가의 마음이다. 술을 얼마큼 마시면 어떤 병에 걸릴 위험이 얼마나 늘어날까? 되도록 정확하게 알아두고 싶다. 사람마다 체질은 다르지만, 술을 자주 마시는 사람이 어떤 질병에 주의해야 하는지 미리 알아두면 조금이나마 안심하며 술을 마실 수 있을 것이다.

그래서 나는 세상의 애주가들을 대표해 다양한 질병을 다루는 의학 전문의와 술이 인체에 미치는 영향을 연구하는 전문가를 찾아가 술에 관한 전문 지식을 가능한 한 쉬운 말로 전해 들었다. 그 지식을 정리한 것이 바로 이 책이다.

앞서 언급한 설문 조사에 따르면 '최근 주량이 약해졌다'(29.4%)가 술에 관한 고민 1위였다. 왜 어떤 사람은 술이 세고 어떤 사람은 술이 약할까? 애초에 주량은 어떻게 결정될까? 1장 '술 마시기 전에 읽어야 할 음주의 과학'에서는 그러한 의문을 속 시원하게 풀어본다.

그 밖에도 1장에서는 건강을 지킬 수 있는 '적절한 음주량'과 숙취의 메커니즘, 건강검진 결과가 좋지 않은 사람이 술을 끊지 못하면 어떻게 되는지 등 음주와 건강의 관계를 고찰해보고 기본 지식을 정리했다.

과음하고 나서 후회한 경험은 누구나 있을 것이다. 2장 '후회하는 음주법, 후회 없는 음주법'을 읽으면 더는 그런 경험을 하지 않아도 될 것이다. 예를 들어, 왜 술을 마시면 설사를 하는지 장 건강 전문의에게 자세한 설명을 들으니 새로운 세상이 열리는 듯했다. 배탈이 나지 않게 술 마시는 법을 염두에 두면 과음하고 나서 하는 수많은 후회도 함께 예방할 수 있다.

음주가 원인이 되는 질병 중 특히 무서운 질환은 사망 원인 1위인 '암'이다. 앞서 말한 설문 조사에서도 암에 걸릴까 봐 걱정이라고 답한 사람이 34.9%나 되었다. 따라서 3장 '술을 마시면 암에 걸릴 위험이 얼마나 늘어날까?'에서는 술과 암의 상관관계를 밝힌 최신 연구를 모아 정리했다. 술을 적당히 마셔도 매일 마시면 암에 걸릴 위험이 늘어난다는 무서운 사실이 연구로 밝혀졌으나 암 발생 위험도는 부위마다 달랐다. 자신이 어떤 암에 특히 주의해야 하는지 알면 정기적으로 건강검진을 받고 안심하며 술을 즐길 수 있을 것이다.

4장 '애주가의 숙명, 역류성 식도염'에서는 위식도 역류질환을 주제로 다룬다. 역류성 식도염을 앓고 있는 내가 그 사실을 SNS에 올렸더니 "사실 저도 역류성 식도염에 걸렸어요"라며 애주가들이 너나 할 것 없이 댓글을 달았다. 역류성 식도염은 왜 애주가들의 숙명일까? 역류성 식도염을 방치하면 어떤 합병증이 생길까? 역류성 식도염의 악화를 막는 음주 방법을 자세히 알아본다. 이 장에서는 절실한 마음이 전해질지도 모른다.

절실하기는 5장 '술은 다이어트의 적일까?'에서도 마찬가지다. 술도 칼로리가 있어서 많이 마시면 살이 찐다. 코로나 시기를 겪으면서 체중이 늘어난 사람도 적지 않은데 음주량이 늘면 체중이 증가하므로 병에 걸릴 위험도 커진다. 앞서 나온 설문 조사에서도 뱃살이 걱정이라고 답한 사람이 22.3%, 살을 빼고 싶은데 술을 끊을 수 없다고 답한 사람이 14.5%에 달했다. 애주가에게 다이어트는 어려운 숙제지만 술을 즐기면서도 살 빼는 방법을 전문가에게 물어보았으니 도움이 되기를 바란다.

코로나 팬데믹의 영향으로 '면역'에 관심이 쏠리고 있다. 신종 코로나 바이러스에 감염될지, 무사히 지나갈지, 감염되었을 때 중증으로 진행될지는 면역력에 따라 다르다. 하지만 안타깝게도 술을 자주 마시는 사람일수록 면역력이 약해지기 쉽다고 한다. 음주 습관이 몸에 밴 사람은 신종 코로나바이러스 백신을 맞아도 항체가 생성되기 어려워 백신의 효과가 떨어질 수도 있다는 말을 들었을 때는 술잔을 든 손이 파르르 떨렸다. 이 뒷이야기는 6장 '술과 면역'에서 자세히 다룰 예정이므로 꼭 읽어주기를 바란다.

마지막으로 7장 '알코올 의존증의 위험성'에서는 알코올 의존증을 주제로 이야기한다. 앞서 언급한 설문 조사에서도 술과 관련된 질병 중 가장 걱정되는 질환이 무엇이냐고 묻자 알코올 의존증이라고 답한 사람이 20%에 달했다. 어떤 사람이 알코올 의존증에 걸리기 쉬운지, 알코올 의존증을 막기 위해서는 어떻게 술을 줄여야 하는지, 건강한 음주 비결은 무엇인지 전문가의 조언을 바탕으로 정리했으니 도움이 되었으면 한다. 알코올 의존증을 다루는 전문가의 말이 가슴에 와닿았는데, 그의 조언을 따른다면 영원히 술과 함께 살아갈 수 있을 거라고 느꼈다.

이 책을 집필하며 얻은 지식과 전문가의 조언 덕분에 나도 술을 줄이는 데 성공했다. 그것도 억지로 줄인 것이 아니라 술을 줄여야 할 이유를 이해하고 나서, 술을 마음껏 즐길 여지를 남겨둔 채 간이 쉬는 날을 만드는 데도 성공했다.

물론 코로나가 종식되어 예전처럼 밖에서 술을 마실 수 있게 되는 날이 오면 어떨지 모르겠다. 하지만 그때는 이 책을 다시 펼쳐보고 나를 되돌아보며, 음주 습관을 재점검해보려고 한다.

이 책은 읽기만 해도 '음주 수명'이 늘어나는 필독서로서, 술병 곁에 나란히 놓여 있기를 바란다. 누구보다 술을 사랑하는 애주가로서 그보다 기쁜 일은 없을 것이다.

2022년 3월 길일에

술 저널리스트 하이시 가오리

차례

제 2 장

후회하는 음주법,
후회 없는 음주법

제 3 장

술을 마시면
암에 걸릴 위험이
얼마나
늘어날까?

제 4 장

**애주가의 숙명,
역류성 식도염**

제 5 장

**술은
다이어트의
적일까?**

제 1 장

술 마시기 전에
읽어야 할
음주의 과학

THE SCIENCE OF DRINKING

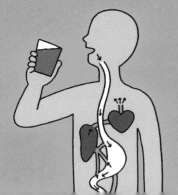

'주량'은 어떻게 결정될까?

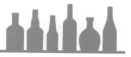

간 전문의_ 아사베 신이치

오랜만에 술을 마시면 왜 빨리 취할까?

코로나19가 몰고 온 혼란 속에서 술집이 신종 코로나바이러스 감염에 취약한 곳으로 지목되면서, 음식점에서 주류를 판매하지 않아 아예 밖에서 술을 마시지 못하던 때가 있었다. 집에서는 거의 술을 마시지 않고 밖에서 주로 술을 마시던 사람들은 코로나 사태로 음주량이 크게 줄었다.

그 뒤로 사회적 거리두기가 해제되어 오랜만에 술을 마셨더니 주량이 약해졌다고 느낀 사람도 적지 않을 것이다. 평소보다 술을 적게 마셨는데도 취기가 오르고, 맥주 한 잔에 얼굴이 붉어지거나 금세 기분이 들뜨기도 한다.

왜 이런 현상이 일어날까? 애초에 주량은 어떻게 결정될까?

간 전문의 아사베 신이치 박사는 술이 센지 약한지는 **아세트알데히드 (Acetaldehyde)를 분해하는 능력**에 따라 결정된다고 한다.

술을 마시면 알코올(에탄올)은 위와 소장에서 흡수되어 주로 **간**에서 분해된다. 알코올은 대사를 거쳐 먼저 '아세트알데히드'로 바뀐 뒤 다시 한번 대사 과정을 거쳐 '초산(아세트산)'으로 변한다. 아세트알데히드는 인체에 해롭고 초산은 해롭지 않다.

"아세트알데히드가 느리게 분해되는 사람은 술을 조금만 마셔도 얼굴

▶ 알코올 분해는 주로 간에서 이루어진다

알코올(에탄올)은 주로 간에서 분해된다. 먼저 아세트알데히드로 바뀌고 그다음 초산으로 변한다. 술이 센지 약한지는 아세트알데히드의 분해 능력으로 결정된다.

이 붉어지거나 구토를 하는 등의 **플러싱(Flushing) 반응**이 일어납니다."(아사베)

즉, 알코올이 분해되는 과정에서 개인차가 가장 큰 것은 아세트알데히드를 분해하는 단계이며, 그 차이는 체질에 좌우된다는 뜻이다.

담배에도 들어 있는 아세트알데히드는 인체에 해로운 발암물질로 분류되고 있다. 이 물질을 분해하는 능력이 떨어지는 사람은 그만큼 아세트알데히드가 체내에 오래 머무르기 때문에 얼굴이 빨개지거나 구토를 하기도 한다. 반면 아세트알데히드가 빠르게 분해되는 사람은 술을 많이 마셔도 아무렇지 않은 주당 체질이다.

잦은 음주로 술이 세진 사람은 술을 마시지 않으면 약해진다

아세트알데히드의 분해 능력은 왜 그토록 개인차가 클까? 그 이유를 더 깊이 파헤쳐보자.

오랜만에 술을 마셨더니 주량이 약해졌다고 느낀 사람은 술을 자주 마실수록 술이 점점 세지는 경험도 했을 거라고 아사베 박사는 말한다.

어떻게 된 일일까? 원래 술이 약해서 금세 얼굴이 빨개지거나 술을 조금만 마셔도 취하는 사람일지라도 술을 자주 마시면 술이 점점 세지고 주량이 늘기도 한다.

사실 나도 그런 유형이다. 술이 세지면 간이 튼튼해졌다고 말하기도 한다. 그런 사람은 잠시 술을 마시지 않거나 마시는 양을 서서히 줄이면 결국 술이 약해진다. 다시 말해 '원래의 주량으로 돌아가는 것'이다.

"코로나 사태로 술 마실 기회가 줄어든 사람이 오랜만에 술을 마셨을 때, 예전처럼 많이 마시지 못하고 약해졌다고 느낀다면 술을 자주 마셔서 향상되었던 알코올 분해 능력이 저하되어 원래 주량으로 돌아갔을 가능성이 큽니다."(아사베)

아사베 박사의 말에 따르면 알코올 대사 과정은 크게 두 가지로 나뉘는데 그중 하나는 술을 자주 마실수록 활성화된다고 한다.

"알코올(에탄올)이 초산으로 바뀌는 과정을 살펴보면 크게 두 가지로 나뉩니다. 하나는 '알코올 탈수소 효소와 알데히드 탈수소 효소'를 사용하는 대사 과정이고, 또 하나는 'MEOS(Microsomal Ethanol Oxidizing System)'라는 효소계를 사용하는 대사 과정입니다."(아사베)

아세트알데히드 분해가 느린 사람은 유전적으로 알데히드 탈수소 효소의 작용이 저하된 경우가 많다. 그런 사람은 아세트알데히드가 좀처럼 분해되지 않기 때문에 술이 약하다. 다만 술이 약한 사람일지라도 꾸준히 술을 마시면 MEOS 효소가 늘어나 알코올 대사에 사용되어 갈수록 술이 세진다. 또 알데히드 탈수소 효소도 조금은 늘어난다.

원래 MEOS를 사용하는 대사 과정은 약을 비롯한 '이물질'을 분해하기 위한 것이다. MEOS는 간에 많이 존재하는 효소계로 약물뿐만 아니라 에탄올에도 작용한다.

"MEOS에는 여러 가지 효소가 있는데 그중에서도 특히 CYP2E1은 에탄올을 분해하는 효소로 알려져 있습니다. 평소에 술을 자주 마시는 사

▶ 두 가지 주요 알코올 대사 과정

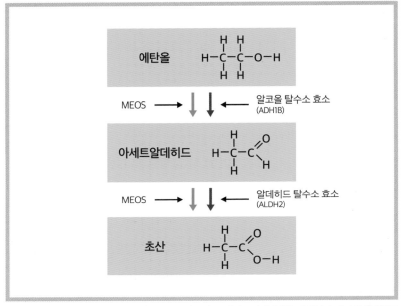

알코올(에탄올)이 초산으로 바뀌는 과정을 살펴보면 크게 두 가지로 나뉜다. '알코올 탈수소 효소'와 알데히드
탈수소 효소'를 사용하는 대사 과정과 'MEOS'라는 효소계를 사용하는 대사 과정이다.

람은 CYP2E1뿐만 아니라, 다양한 물질대사에 관여하는 CYP3A4를 포함한 MEOS 효소가 다량 분비되어 술이 점점 세집니다. 이러한 효소가 늘어나면 약물이 작용하는 데에도 영향을 끼친다고 알려져 있죠. **약이 잘 듣지 않거나 반대로 약이 너무 잘 듣기도 합니다.**"(아사베)

애주가라면 "술을 많이 마시면 약효가 떨어진다"라는 말을 한 번쯤 들어보았을 것이다. 약 설명서에 "복용 시, 음주는 삼가십시오"라고 쓰인 이유는 술과 약을 함께 먹으면 대사가 동시에 이루어져 효소를 서로 빼앗으려 하기 때문이다. 비슷한 예로 자몽이 있다. 자몽에 들어 있는 성분은 MEOS(특히 CYP3A4) 효소의 작용을 일부 방해해 혈압약의 약효를 높인다.

술이 세지면 그만큼 술을 많이 마실 수 있으니 좋은 일이라고 생각할지도 모른다. 하지만 약을 대사하는 과정에 복잡한 문제를 일으키기 때문에 손 놓고 기뻐할 수만은 없다. 젊고 건강할 때는 괜찮을지 몰라도 나이가 들어 지병이 생기면 약효가 떨어지거나 약효가 너무 세지는 일은 커다란 골칫거리다.

술에 취하는 이유는 무엇일까?

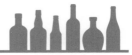

간 전문의_ 아사베 신이치

혈액을 타고 온몸을 돌아다니는 알코올

과음을 막기 위해서는 자신의 주량을 아는 것이 중요하다. 주량을 모르고 흥에 겨워 술을 잔뜩 마시면 만취해 곤드라지거나 숙취에 시달리기 쉽다.

예전에는 매년 12월이 되면 연중행사처럼 송년회가 열려 번화가에서 술 취한 사람들의 토사물을 종종 발견할 수 있었다. 분위기에 취해 자기도 모르게 과음하는 사람뿐만 아니라 평소에 술을 마시지 않던 사람들까지 모여 술을 마시다 보니 주량을 넘겨버리기 일쑤였다. 코로나가 창궐한 이후에는 그런 광경을 별로 보지 못했지만 말이다.

술을 마실 때 하루에 마신 총음주량을 파악해두는 일은 질병을 예방하는 데에도 도움이 된다. 한편 술을 마시는 속도는 술자리가 얼마나 즐거운지를 알려주는 지표이니 그것 또한 중요한 요소다.

알코올은 주로 간에서 분해되며, 간의 분해 능력에는 개인차가 있다. 간 전문의 아사베 신이치 박사는 "알코올 분해 능력을 수치로 나타내는 것은 상당히 어렵습니다. 만약 수치로 나타낼 수 있다고 해도 컨디션에 따라 달라지기 때문에 일정하지 않아요"라고 말했다. 즉, 자신의 주량을 파악하더라도 수치로 측정하는 일은 매우 어렵다는 뜻이다.

▶ 알코올의 흡수와 분해

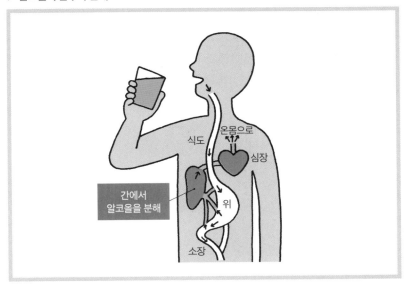

입을 통해 몸속으로 들어온 알코올은 위에서 5%, 나머지 95%는 소장에서 흡수된다. 간이 알코올을 분해하는 데에는 시간이 걸리므로 알코올은 모두 분해될 때까지 혈액을 타고 온몸을 돌아다닌다.

아무튼, 입을 통해 몸속으로 들어온 알코올은 위와 소장에서 흡수되어 주로 간에서 분해된다. 이 분해 과정은 시간이 걸리기 때문에 그사이에 알코올은 혈류를 타고 몸속을 돌아다닌다. '**혈중 알코올 농도**'를 측정하면 체내에 알코올이 얼마나 남아 있는지 알 수 있다.

"혈중 알코올 농도는 체내에 들어온 알코올의 양과 간이 분해하는 알코올의 양이 얼마나 균형을 이루는지에 따라 결정됩니다. 간의 분해 능력이 낮은 사람은 혈중 알코올 농도가 쉽게 올라갑니다."(아사베)

아직 분해되지 않은 알코올은 뇌에 도달해 신경 세포에 작용한다. 알

▶ 혈중 알코올 농도에 따라 나타나는 증상

- **기분 좋은 상태(혈중 알코올 농도 20~40mg/dL)**
  증상: 기분이 들뜸, 얼굴이 붉어짐
- **약간 취한 상태(혈중 알코올 농도 50~100mg/dL)**
  증상: 취기가 오름, 손을 활발하게 움직임
- **만취 초기(혈중 알코올 농도 110~150mg/dL)**
  증상: 대범해짐, 휘청거림
- **만취 중기(혈중 알코올 농도 160~300mg/dL)**
  증상: 몇 번이고 같은 말을 되풀이함, 비틀거림
- **만취 절정기(혈중 알코올 농도 310~400mg/dL)**
  증상: 의식이 흐려짐, 일어서지 못함
- **혼수 상태(혈중 알코올 농도 410mg/dL 이상)**
  증상: 흔들어 깨워도 일어나지 않음, 호흡 곤란으로 사망에 이름

출처: 후생노동성 e-헬스넷 '알코올 섭취 증상별 단계'

코올이 뇌에 영향을 미치는 모습은 어느 정도 상상이 갈 것이다. 술을 마신 뒤 기분이 들뜨거나 대범해지고, 평소라면 하지 않을 말을 마구 내뱉는다면 알코올이 뇌에 영향을 미치고 있다는 증거다.

그 상태에서 술을 더 마시면 비틀거리거나 제대로 서지 못한다. 이러한 증상은 운동을 담당하는 소뇌에까지 알코올이 영향을 미치고 있다는 뜻이다.

일본의 후생노동성*은 혈중 알코올 농도에 따라 나타나는 증상을 맞은 편 아래와 같은 표로 정리했다.[1]

"술이 약한 사람은 적은 양의 알코올을 섭취해도 혈중 알코올 농도가 높아집니다. 또 술을 자주 마시지 않는 사람은 자신의 주량을 알지 못하기 때문에 더욱 조심해서 술을 마셔야 합니다. 잔을 드는 속도를 줄이면서 천천히 마시도록 하세요."(아사베)

취하지 않으려면 알코올이 위에 오래 머무르게 하자

혈중 알코올 농도가 올라가면 올라갈수록 심각한 증상이 나타난다. 지나치게 들뜨거나 거나하게 취하기만 하면 다행인데 몇 번이나 같은 말을 되풀이하고, 비틀거리거나 의식을 잃는 일은 자중했으면 한다. 스스로 그런 행동을 하지 않도록 조심해야 한다.

---

* 한국의 보건복지부에 해당

그런 실수를 하지 않으려면 혈중 알코올 농도가 빠르게 오르지 않도록 신경 써야 한다. 술을 천천히 마시면 혈중 알코올 농도가 갑자기 상승하는 것을 막아 오랫동안 즐겁게 술을 마실 수 있다. 아사베 박사는 혈중 알코올 농도를 천천히 올리는 비결이 있다고 말했다.

"혈중 알코올 농도를 갑자기 올리지 않기 위해서는 **'공복에 술을 마시지 않는 것'**이 중요합니다. 공복에 술을 마시면 알코올이 소장에 빠르게 도달하기 때문에 알코올이 금방 흡수되어 혈중 알코올 농도가 급격하게 높아집니다. 위에 음식물이 있으면 알코올도 위에 오래 머무르면서 천천히 흡수되죠."(아사베)

알코올은 위에서 5%, 나머지 95%는 소장에서 흡수된다. 게다가 알코올은 소장에서 매우 빠르게 흡수된다. 소장의 내벽에는 장융모라고 불리는 돌기가 무수히 많아서 소장의 표면적은 성인 남성의 경우, 테니스 코트 하나만 한 면적이라고 한다. 이처럼 소장은 위의 면적보다 훨씬 크기 때문에 알코올을 빠르게 흡수하는 것이다.

빈속을 채우기 위해 음주 전에 무엇을 먹으면 좋을까? 아사베 박사는 예상외로 **'기름진 음식'**을 추천했다.

"기름진 음식을 먹으면 콜레키스토키닌(Cholecystokinin)과 같은 소화관 호르몬이 작용해 위에서 음식물이 내려가는 출구인 유문을 닫습니다. 그러면 알코올이 위에 머무는 시간이 길어져 만취를 막을 수 있죠."(아사베)

다만 기름진 음식이라고 해도 튀김은 칼로리가 높고, 중성지방을 늘리기 때문에 비만의 원인이 된다. 아사베 박사가 추천하는 음식은 치즈나 오일 드레싱을 뿌린 샐러드 같은 요리다. 그 밖에도 해산물을 날로 썰어 올리브 오일을 두른 카르파초나 올리브 오일과 마늘, 새우를 함께 넣고 끓인 감바스 알 아히요도 좋다.

또 술과 함께 물을 마시면 혈중 알코올 농도가 급격히 오르는 것을 막아준다. 특히 알코올 도수가 높은 술을 마실 때는 물을 꼭 챙겨 마시도록 하자.

수수께끼 같은
'숙취'의
진실

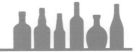

구리하마의료센터 원장_ 히구치 스스무

아직도 밝혀지지 않은 숙취의 원인

애주가라면 누구나 경험하고 두 번 다시 경험하고 싶지 않은 것이 바로 **숙취**다. 과음 후 생기는 숙취의 메커니즘은 아직 베일에 싸여 있다.

실제로 내 주변의 애주가들에게 물어보아도 숙취의 원인을 정확하게 알고 있는 사람은 드물다. 그날의 컨디션, 알코올과 음식의 조합, 공복인지 아닌지, 물과 함께 마셨는지, 증류주나 발효주 등 주종에 따라 숙취에 시달리기도 하고 괜찮기도 한다. 같은 양을 마셔도 어느 날은 끄떡없다가 어느 날은 산송장처럼 앓아눕기도 한다.

알코올과 건강에 정통한 구리하마의료센터 히구치 스스무 원장은 숙취의 원인과 메커니즘은 **놀라울 만큼 밝혀지지 않았다**고 한다. 예를 들어, 알코올을 분해하는 과정에서 발생하는 **아세트알데히드**가 숙취의 원인이라는 견해도 있다. 아세트알데히드는 몸에 해로워서 안면홍조, 구토, 가슴 두근거림, 졸음과 같은 플러싱 반응을 일으킨다. 이러한 증상이 숙취 증세와도 비슷하기 때문이다.

하지만 히구치 박사는 숙취 증세를 보이는 사람들을 검사해보면, 혈액 속에서 아세트알데히드가 거의 검출되지 않는다고 한다. 술을 마셔도 얼굴색이 변하지 않는 사람, 즉 알코올 내성이 강한 사람은 술 마시는 도중에 검사해보아도 아세트알데히드가 거의 검출되지 않는다는 것이다. 이는 체내에서 아세트알데히드가 빠르게 분해되기 때문이라고 추측하고 있다.

"술을 마시면 얼굴이 빨개지는 사람도 초기 단계에서만 아세트알데히드가 검출됩니다. 시간이 흐를수록 아세트알데히드는 검출되지 않아요. 그래서 숙취의 직접적인 원인은 아세트알데히드가 아니라고 봅니다."(히구치)

다만 술을 마신 뒤 얼굴이 붉어지는 사람은 숙취에 시달리기 쉽다는 연구 보고가 있다. 따라서 아세트알데히드 그 자체가 아니라 아세트알데히드에 따른 후유증이 숙취와 관련 있을지도 모른다고 히구치 박사는 말한다.

숙취는 금단 현상의 축소판?

그렇다면 현재 밝혀진 숙취의 원인과 메커니즘은 무엇이 있을까? 히구치 박사는 숙취의 메커니즘(발생 요인)으로 추정되는 원인을 몇 가지 꼽았다[2](아래 표).

이렇게 몇 가지 원인을 들었지만 부끄럽게도 거의 모든 항목이 이해하기 어려웠다. 특히 가장 이해하기 어려웠던 부분은 **'금단 현상'**이었다. 사실 알코올 의존증 환자가 술을 끊었을 때 생기는 현상을 이른바 '금단 현상'이라고 한다.

▶ 추정되는 숙취의 메커니즘(발생 요인)

- **가벼운 금단 현상**
  알코올 의존증의 '금단 현상'과 비슷한 증세가 나타남

- **호르몬 이상, 탈수, 저혈당 등**
  호르몬 분비량이 변해 탈수나 저혈당을 일으킴

- **체내 산성·알칼리성의 불균형**
  몸이 산성화되어 피로를 느낌

- **염증 반응**
  체내에서 염증 반응이 일어남

- **술에 포함된 불순물(술의 풍미를 높이는 컨지너)의 영향**
  색이 진한 술이나 발효주는 불순물이 많아 숙취가 생기기 쉬움

- **아세트알데히드에 따른 후유증**
  아세트알데히드가 체내에 머물렀던 영향이 남아 있음

출처: 후생노동성 e-헬스넷 '숙취의 메커니즘'

"숙취는 **가벼운 알코올 금단 현상이 원인**'이라는 설이 있습니다. 술을 마시면 뇌는 '기능 변화'를 일으킵니다. 기능 변화가 일어나면 뇌는 원래 상태로 되돌아가려고 하는데, 이때 구토, 가슴 두근거림, 식은땀, 손 떨림 같은 증상이 나타납니다. 이런 불쾌한 증상을 흔히 '금단 현상'이라고 하죠. 알코올 의존증 환자는 이러한 금단 현상을 이기지 못하기 때문에 술을 끊지 못하고, 뇌는 기능 변화가 일어난 채 원래 상태로 되돌아가지 못하는 것입니다."(히구치)

예를 들어, 밤에 술을 마시면 금세 잠들지만 자는 도중에 자주 깬다. 그 이유는 잠을 얕게 자기 때문인데 이러한 증상이 금단 현상의 일종이라는 설도 있다.

"알코올 의존증일 때 금단 현상이 일어나면 불면증이 생기기 쉽습니다. 다시 말해 술을 마시고 잠이 들었을 때, 잠을 얕게 자는 증상은 '금단 현상의 축소판'이라고 할 수 있죠."(히구치)

숙취가 '가벼운 금단 현상'이라면 숙취를 해소하기 위해 마시는 **'해장술'**은 절대 추천할 수 없다. 잠시뿐이지만 해장술을 마시면 숙취 때문에 일어나는 불쾌한 증상이 사라지고 개운해지기도 한다. 하지만 이는 알코올 의존증 환자가 금단 현상을 견디지 못하고 술을 입에 댄 뒤 잠시 편안해지는 것과 마찬가지다.

이와 비슷한 사례로 바를 운영하던 나의 지인은 결국 '가벼운 금단 현상'이 반복되어 알코올 의존증에 걸리고 말았다. 그저 숙취일 뿐이라고 가볍게 넘겨서는 안 된다.

다만 뇌파 검사 결과, 금단 현상이 일어날 때 나타나는 뇌파와 숙취를 느낄 때 나타나는 뇌파가 정반대의 양상을 보인다는 사실을 근거로 이 의견에 반대하는 연구자들도 있다고 한다.

호르몬 변화가 탈수와 저혈당을 일으킨다

그 밖에도 숙취의 메커니즘으로 추정되는 후보는 다소 생소하지만 **호르몬 이상**, **탈수**, **저혈당**, **산성·알칼리성의 불균형**, **염증 반응** 등이 있다.

히구치 박사의 말에 따르면 만취 상태에서 숙취 상태로 넘어가는 사이에 분비량이 크게 변하는 호르몬이 있다고 한다. 자세히 말하면 소변량을 줄이는 항이뇨 호르몬, 소변 배출과 혈액 조절에 관여하는 알도스테론, 레닌 등이다. 이 호르몬들의 분비량이 변하면 탈수나 저혈당 같은 숙취 증상이 나타날 수 있다.

"알코올은 항이뇨 호르몬을 억제합니다. 그래서 많은 사람이 실감하듯이 술을 마시면 소변이 자주 마려워 화장실을 들락날락하게 되죠. 소변량이 늘어나면 몸은 탈수 상태에 놓이게 되고, 숙취의 대표적인 증상인 목마름, 구토, 나른함, 두통 같은 증상이 나타나는 것으로 추정하고 있습니다."(히구치)

혈당을 낮추는 인슐린과 혈당을 높이는 글루카곤의 분비량도 변하기 때문에 저혈당 증상이 나타난다. 저혈당이 일어날 때 생기는 전형적인 증상은 피곤함, 무기력, 우울감, 식은땀, 두통 등이 있다. 이러한 현상도 흔히 나타나는 숙취 증세다.

숙취가 생기면 체내의 산성과 알칼리성의 균형(산·염기 균형)이 산성으로 기울어 피로감이 심해진다. 그 밖에도 숙취가 심할 때는 염증 수치가 높아지기 때문에 소염진통제가 숙취 해소에 어느 정도 효과를 발휘한다는 말은 일리가 있다.

숙취를
예방하는
똑똑한 음주법

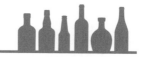

구리하마의료센터 원장_ 히구치 스스무

색이 진한 술이 숙취가 심한 이유

숙취의 메커니즘은 아직 밝혀지지 않았지만, 숙취는 알코올 의존증 환자가 보이는 '금단 현상의 축소판'이라는 설이 있다. 그런 말을 들으면 다시는 숙취에 시달리지 않기를 간절히 바라게 된다.

물론 과음하기 때문에 숙취가 생긴다는 사실은 충분히 이해한다. 숙취에 시달리고 싶지 않다면 과음하지 않으면 그만이다. 하지만 절제하지 못할 때도 있다. 같은 양을 마셔도 컨디션에 따라 숙취가 생기기도 하고 생기지 않기도 한다. 숙취가 생기는 메커니즘은 여러 가지 요인이 복잡하게 얽혀 있기 때문이다.

애초에 숙취가 생길 때까지 마시려는 생각이 잘못이다. 가능한 한 여유를 가지고 잔을 내려놓으면 될 일이다. 이제 나이도 있으니 깔끔하게 마무리 짓고 자리를 뜨면 숙취에 시달릴 확률도 현저히 줄어들 것이다.

하지만 그 사실을 머리로는 알아도 실천하기 힘든 것이 애주가의 천성이다. 다시 한번 부끄러움을 무릅쓰고 앞서 말한 '숙취＝금단 현상의 축소판'이라는 설을 알려준 구리하마의료센터 원장 히구치 박사에게 숙취가 생기지 않는 음주법은 없는지 물어보았다.

"잘 아시겠지만, 제일 먼저 과음은 금물입니다. 숙취가 생기는 자세한 메커니즘은 아직 밝혀지지 않았지만, '과음'으로 일어난다는 사실만은 틀림이 없습니다. 기본은 마시는 양을 줄이는 것입니다."(히구치)

히구치 박사는 이렇게 서두를 꺼내며 숙취는 술의 종류에 따라 차이가 난다고 말했다. 예컨대 **색이 진한 술과 투명한 술**, **발효주와 증류주**에 따라 숙취의 정도가 달라진다는 것이다.

"위스키와 진을 같은 양과 같은 농도로 마셨을 때, 위스키의 숙취가 더 심하다는 연구 보고가 있습니다. 레드 와인과 화이트 와인을 비교하면 레드 와인이 숙취가 더 심하다는 연구 결과도 있어요."(히구치)

레드 와인이 화이트 와인보다 숙취가 더 심하다는 사실은 경험을 통해 알 수 있었다. 그렇다면 그 이유는 무엇일까?

히구치 박사는 색이 진한 술에 성분이 더 많이 들어 있기 때문이라고 말한다. 술에는 물과 알코올(에탄올) 이외에 **'컨지너(Congener, 착향료)'**라는 성분이 포함되어 있다.

컨지너라는 말을 처음 접한 사람도 많을 것이다. 물과 알코올 이외의 성분을 가리키는 컨지너는 술의 맛과 풍미를 결정하는 요소다. 하지만 컨지너가 많은 술은 숙취를 더 심하게 일으킨다. 증류주보다 발효주가 숙취가 더 심한 이유도 컨지너의 양 때문이다.

"증류주는 발효주를 가열해서 증발하는 알코올을 모아 냉각시키는 제조 과정을 거칩니다. 이 증류 과정에서 알코올 농도는 높아지고 반대로 컨지너는 크게 줄어들죠. 증류주가 다음날 속이 깔끔하다고 말하는 이유도 이러한 영향 때문이라고 생각합니다."(히구치)

즉, 개인차(체질)도 있겠지만 큰 틀에서 보면 '색이 진한 술보다 투명한 술', '발효주보다 증류주'를 선택하는 것이 숙취를 줄이는 방법이라는 것이다.

그렇다면 투명한 증류주인 전통 소주가 숙취를 줄이는 데 가장 알맞은 술이 아닌가. 그렇게 묻자 히구치 박사는 "증류주는 알코올 도수가 높아서 조심해야 합니다. 숙취가 덜하다고 해서 과음을 하면 본전도 못 찾아요. 숙취의 가장 큰 원인은 과음이니까요"라며 못을 박았다.

'빈속에 하이볼'은 위험!

그 밖에도 술을 고를 때 중요한 점이 있다. 스파클링 와인이나 맥주, 하이볼처럼 **탄산이 섞인 술**은 위의 연동 운동을 촉진하기 때문에 장에서 알코올을 빠르게 흡수하게 하고 혈중 알코올 농도를 급격하게 올린다. 따라서 빨리 취하기 때문에 조심해야 한다.

또 술과 함께 물을 챙겨 마시거나 증류주처럼 알코올 도수가 높은 술은 물에 희석해서 마시는 것이 좋다. 혈중 알코올 농도가 갑자기 오르면 술을 자제하기 어려워 결국 과음하는 경우가 많다. '여기서 멈추면 숙취는 없겠지' 하고 판단할 수 있는 이성을 유지하려면, 혈중 알코올 농도가 갑자기 오르지 않도록 천천히 마시는 것이 중요하다.

"안주는 혈중 알코올 농도를 낮추는 데 도움이 됩니다. 안주와 함께 술을 마시면 저혈당 증상을 막을 수 있어요. 저혈당은 숙취를 일으키는 요인이니까요. 또 다른 요인인 탈수 증상을 막으려면 술을 마실 때 물도 꼭 챙겨 드세요."(히구치)

빈속에 마시는 하이볼이 가장 맛있지만, 숙취를 피하려면 식사를 한 뒤 마시는 것이 바람직하다. 만일 숙취를 예방하지 못해 괴로울 때는 무엇이 효과적일까?

"먼저 물을 섭취해야 합니다. 그다음은 당분입니다. 숙취의 고통이 조금 나아졌을 때 단것을 먹으면 대부분 증상이 좋아집니다. 그래서 저는 **오렌지 주스**를 추천합니다. 느리지만 혈당을 올려주거든요. 오렌지 주스는 탈수 증상과 저혈당을 모두 해결하는 데 효과가 있습니다."(히구치)

과일에 들어 있는 과당(Fructose)은 예로부터 알코올 분해를 촉진한다고 알려져 있다. 과당이 풍부하게 들어 있는 오렌지 주스를 추천하는 이유도 그래서다.

숙취를 해소하기 위해 **사우나**에 가는 사람들도 있는데, 이 방법은 어떨까?

"땀을 흘린다고 해서 알코올이 빠져나가지는 않습니다. **탈수 증상을 부추겨 오히려 위험**할 수 있어요. 부정맥을 일으킬 위험도 있습니다. 절대 해서는 안 될 행동이에요. 목욕도 마찬가지입니다."(히구치)

내 주변에는 알코올을 빼려고 사우나에 간다는 애주가들이 많다. 나도 사우나에 가면 땀과 함께 알코올이 빠져나가 숙취가 해소된다고 믿었는데 웬걸 정반대로 한 모양이다.

히구치 박사는 목욕이나 사우나를 하면 몸이 개운해져 술이 빠져나간다고 착각하는 것뿐이라고 말한다. 숙취를 해결하는 가장 좋은 특효약은 수분과 당분을 보충하고 안정을 취하는 것이다.

평생 건강하게
마실 수 있는
술의 '적정량'은?

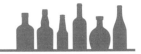

쓰쿠바대학 교수_ 요시모토 히사시

하루 음주 적정량은 '알코올 20g'*

애주가들이 가장 궁금해 하는 것은 자신에게 알맞은 음주 **적정량**이다.

주량이 세다고 해서 매일같이 술을 잔뜩 마시면 병에 걸릴 것이 뻔하다.

과음이 몸에 나쁘다는 사실에는 의심의 여지가 없지만, 도대체 어느 정

도가 적당한 양일까?

내심 적당히 마시면 건강에 좋지 않을까 하는 기대감도 있는 것이 사

---

* 세계보건기구(WHO)는 건강에 영향을 미치는 음주 폐해를 최소한으로 줄이는 1회 알코올 섭취량을 남
   자는 40g 이내, 여자는 20g 이내로 제시하고 있다. 이 음주량은 건강에 아무 이상이 없고 알코올에 특
   별한 거부 반응이 없는 성인에게 해당한다.

실이다. 장수 대국 일본에서는 100세를 넘긴 고령자가 저녁에 반주를 하는 장면이 뉴스에도 간혹 나오기 때문에, '**술은 만병통치약**'이라는 말을 아직도 믿는 사람이 많다. 이러한 의문을 풀기 위해 음주와 건강의 관계를 연구하는 의사이자 쓰쿠바대학 교수인 요시모토 히사시 박사에게 물어보았다.

"의학적으로 술의 적정량은 얼마인가요?"

"후생노동성은 2000년, 21세기를 맞이해 국민 건강 증진을 목적으로 '건강일본21(제1차)'이라는 정책을 발표했습니다. 그 정책안을 보면 '알맞은 음주 적정량'은 순수 알코올로 환산했을 때 1일 평균 **20g 정도**라고 나와 있습니다. 이러한 수치가 나온 것은 획기적인 일이었습니다."(요시모토)

순수 알코올로 환산해 1일 평균 약 20g 정도…. 즉, 마신 술에 포함된 알코올의 무게가 대략 20g이라는 것이다. 아래 표와 같은 계산식으

▶ 순수 알코올 섭취량을 구하는 계산식

술의 도수 ÷ 100
× 마신 술의 양(mL)
× 0.8(에탄올의 무게)
= 순수 알코올 섭취량(g)

여러 가지 술을 섞어 마셨을 때는 각각의 순수 알코올 섭취량을 모두 합산한다.

로 순수 알코올 섭취량을 구할 수 있다. 20g이면 맥주 큰 캔(500mL)으로 1캔, 사케 1홉(180mL), 포도주는 와인 잔으로 2~3잔 정도다.* 솔직히 너무 적은 듯하다. 게다가 여성은 남성보다 알코올에 더 취약하므로 적정량의 절반에서 3분의 2가량이 적당하다고 한다. 너무 적은 양에 실망을 금치 못했다.

그렇다면 1일 평균 약 20g이라는 적정량은 어떻게 정해진 것일까?

"일본인 남성을 7년간 추적한 코호트 연구 결과[3]와, 서양인을 대상으로 한 해외 연구 결과[4]를 근거로 최대한 질병 위험이 증가하지 않는 음주량을 적정량으로 정했다고 합니다. 반면 몸에 해로운 음주량은 매일 60g 이상으로, 이 양을 매일 마시면 암을 비롯한 여러 질병에 걸릴 위험이 커진다고 알려져 있어요."(요시모토)

즉, 하루에 60g 이상은 위험하므로 적어도 20g으로 줄이라는 뜻이다. 의학 분야에서는 질병 발생 위험도를 연구하기 위해 대규모 역학 조사를 벌이고 있다. 앞서 소개한 일본인 남성 추적 조사는 40~59세 1만 9231명을 대상으로 이루어졌으며, 해외 연구 결과는 역학 조사 16건을 메타 분석한 것이다.

---

* 소주로는 소주잔 2.5잔 이내다.

'소량의 음주가 장수 비결'이라는 설은 틀렸다?

해외 연구 결과를 도식화한 흥미로운 그래프가 있다(아래 그래프). 가로축을 1일 평균 알코올 섭취량, 세로축을 사망 위험률(술을 마시지 않는 사람을 1로 한 상대성 위험)로 놓고 보면 남성은 1일 10~19g, 여성은 1일 9g부터 알코올 섭취량이 증가함에 따라 사망률도 증가하는 것으로 나타났다.

이것이 이른바 **'J 커브'** 그래프다. 알파벳 J를 옆으로 기울인 모양처럼 생겨서 그렇게 부른다. 이 그래프를 근거로 술을 전혀 마시지 않는 사람보다 적당히 마시는 사람이 더 오래 산다는 설을 믿는 애주가도 있다.

▶ **알코올 섭취량과 사망 위험률**(J 커브 그래프의 예)

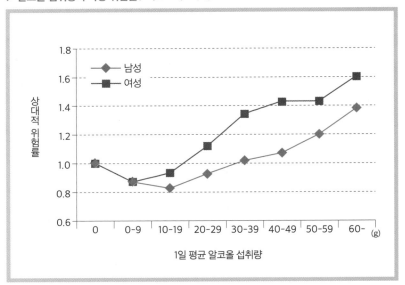

해외 연구 14건을 조사해 정리한 결과, 적정량의 술을 마시는 사람은 사망 위험률이 낮은 것으로 확인되었다.
출처: Holman CD, et al. Med J Aust. 1996;164:141-145.

이런 모양의 그래프가 나온 이유는 심혈관 질환이나 뇌경색 같은 혈관성 질환에는 소량의 술이 질병 개선에 긍정적인 영향을 미치기 때문이다. 심혈관 질환이나 뇌경색은 사망률이 높은 병이기 때문에 결과적으로 이 그래프처럼 전체 사망률을 낮추는 효과가 있다. 그러나 요시모토 박사의 말은 달랐다.

"이 그래프는 예전부터 연구자들 사이에서 '술을 전혀 마시지 않는 사람의 사망 위험률은 그렇게 높지 않다'라는 지적이 있었습니다. 음주가 혈관에 긍정적인 영향을 미치는 것은 맞지만, 어떤 질병은 소량의 술로

▶ 알코올 섭취량과 알코올 관련 질병 발생 위험률의 관계

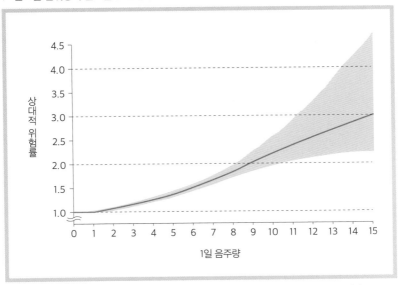

세로축은 상대적 위험률이고, 가로축은 알코올 섭취량이다. 1단위는 순수 알코올로 환산해 10g이다.
출처: Lancet. 2018;392:1015-35를 바탕으로 작성

도 사망 위험률이 오르기 때문에 전체로 보아 음주량은 적으면 적을수록 좋다고 연구자들은 주장해 왔습니다."(요시모토)

그리하여 연구는 계속되었고 마침내 2018년 세계적으로 권위 있는 의학 잡지 〈랜싯(Lancet)〉에 획기적인 논문이 실렸다[5](앞 페이지 아래).

"이 논문은 1990~2016년에 걸쳐 195개 국가와 지역에서 알코올 섭취량과 알코올 원인 사망률을 분석한 것으로 건강에 해롭지 않은 최소한의 알코올 섭취량은 '0'이라고 결론지었습니다. 다시 말해 술을 전혀 마시지 않는 것이 건강에 가장 좋다는 뜻입니다."(요시모토)

이 논문에 실린 그래프를 보면 더는 J 커브라고 말할 수 없을 것이다.

"하루에 음주량 10g 정도까지는 질병 위험률이 올라가더라도 완만한 곡선을 그리는데, 그보다 많아지면 위험률이 눈에 띄게 상승하는 것을 볼 수 있습니다. 마신다면 적게 마셔야 하고 이왕이면 마시지 않는 것이 가장 좋다는 뜻이죠."(요시모토)

물론 논문 하나로 결론지을 수는 없다. 하지만 '술은 만병통치약'이라는 말을 할 수 없게 된 것만은 분명하다.

γ-GTP 수치를 올바르게 읽는 법

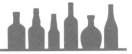

간 전문의_ 아사베 신이치

γ-GTP 수치 증가는 '침묵의 장기가 지르는 비명'?

뼛속까지 애주가인 사람은 건강검진에서 받은 '나쁜 수치'를 자랑하듯 말하기도 한다. 내 주변에도 간 기능 지표인 'γ-GTP(감마지티피)' 수치가 세 자릿수라고 과시하는 사람이 많다.

γ-GTP란 무엇일까? 그 밖에도 'AST(GOT)'와 'ALT(GPT)'라는 간수치도 있다. 이와 관련해서 간 전문의 아사베 신이치 박사에게 자세히 물어보았다.

"γ-GTP는 **쓸개관(담관)** 세포와 간세포에 존재하는 효소입니다. 단백질을 분해하고 간의 해독 작용을 돕죠. 쓸개관이 손상되거나 간세포에 있

▶ 간과 쓸개, 쓸개관의 구조

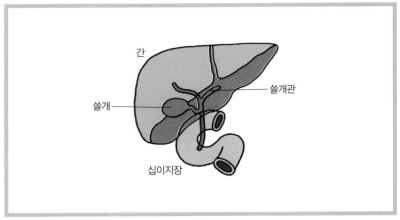

지방을 분해하기 위해 간은 '쓸개즙'을 만들어내는데, 이를 모아두는 주머니처럼 생긴 기관이 쓸개다. 쓸개는 간, 십이지장과 쓸개관으로 연결되어 있다.

는 γ-GTP의 양이 늘어나면 혈액 속으로 γ-GTP가 흘러나가기 때문에 간 기능의 지표로 사용합니다. 정상 수치는 검사하는 의료기관마다 다르지만, 보통 50IU/L 이하입니다."(아사베)

쓸개(담낭)는 간과 밀접하게 이어진 장기다. 간은 지방을 분해하기 위해 **'쓸개즙(담즙)'**을 만들어내는데, 그 쓸개즙을 담아두는 주머니처럼 생긴 기관이 쓸개다. 쓸개는 간, 십이지장과 쓸개관으로 연결되어 있다.

간은 복부에 있는 가장 큰 장기로 성인의 간은 대략 체중의 2% 정도이며, 무게는 1~1.5kg이다. 간은 앞서 말했듯이 쓸개즙을 만들고 체내에 들어온 독소를 분해할 뿐만 아니라 체내에 흡수된 영양분을 대사해 몸에서 활용할 수 있게 바꾸어주는 역할도 한다.

여러 물질을 분해하고 합성하는 간은 '몸 안의 화학 공장'이라고도 불린다. 항시 모든 능력을 동원하는 것은 아니므로 예비 능력이 매우 뛰어나다. 병으로 간세포 일부가 손상되어도 다른 부분이 대신 처리하기 때문에 문제가 없다. 재생 능력도 뛰어나 조금 다친다고 한들 금방 회복되므로 간암 수술로 3분의 2를 절제해도 생명에 지장이 없다.

"간은 예비 능력과 재생 능력이 뛰어나 병에 걸려도 대부분 증상이 나타나지 않습니다. 그래서 '**침묵의 장기**'라고 불리죠. 간은 증상이 나타나면 이미 늦은 상태이기 때문에 γ-GTP 같은 검사 수치를 눈여겨보아야 합니다."(아사베)

잦은 음주로 간에 지방이 쌓이는 '**알코올성 지방간**'이 생기면 γ-GTP 수치가 올라간다. γ-GTP 수치가 100을 넘으면 지방간과 같은 간 질환이나 담도계 질환에 걸렸을 가능성이 있으므로 의료기관에 찾아가 진찰을 받아보는 것이 좋다.

"다만 γ-GTP는 알코올에 민감하게 반응하기 때문에 간 질환이 없어도 평소에 술을 자주 마시면 수치가 높아집니다. 그런 경우에는 일정 기간 금주를 하고 나서 다시 검사하면 γ-GTP가 내려갑니다. 금주 후에 검사해도 γ-GTP가 내려가지 않는다면, 간 질환이 생겼을 가능성이 큽니다."(아사베)

AST와 ALT에 주목해야 하는 이유

주량이 매우 센 사람은 술을 많이 마셔도 γ-GTP가 낮게 나오는 경우가 있다. 따라서 γ-GTP 수치만 보고 판단하는 것은 위험하다. AST와 ALT에 주목해야 하는 이유가 바로 이 때문이다. 이 두 가지는 간에서 만들어지는 효소로 아미노산 대사에 관여하고, γ-GTP와 마찬가지로 간세포가 손상되면 혈액 속으로 빠져나간다.

"AST와 ALT의 정상 수치는 5~30IU/L입니다. 이 수치가 50을 넘으면 병원에서 검진을 받아보셔야 합니다. 만약 100이 넘는다면 지방간이나 만성 간염이 의심됩니다."(아사베)

AST는 근육과 적혈구에도 존재하지만 ALT는 주로 간에 존재한다. 만약 ALT가 AST보다 높다면 간에 만성 질환이 생겼을 가능성이 있다.

▶ γ-GTP, AST, ALT의 정상 수치   (단위: IU/L)

	γ-GTP	AST, ALT
정상 수치	~50	~30
주의 요망	51~	31~
검진 요망	101~	51~

검사하는 의료기관마다 정상 수치가 다름

애주가가 아니어도
주의해야 할
'지방간'

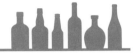

간 전문의_ 아사베 신이치

애주가에게 친근한 지방간

애주가에게 많이 생기는 질환은 뭐니뭐니해도 **'지방간'**이다. 지방간이란 어떤 원인으로 30%가 넘는 간세포에 지방(중성지방)이 쌓인 상태를 말한다. 술을 자주 마시면 중성지방이 쌓이기 쉬우므로 지방간은 애주가의 숙명이라고 할 수 있다.

아사베 박사의 말에 따르면 일본 성인의 약 30%는 지방간*이라는 보고가 있으며, 특히 중장년층 남성 절반이 지방간을 앓고 있다고 할 정도

---

* 한국 또한 성인의 20~30%에서 지방간이 나타나고 있다.

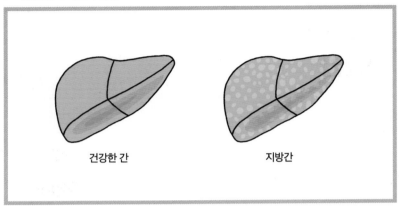

건강한 간　　　　　　지방간

30%가 넘는 간세포에 지방이 쌓이면 지방간이라고 한다.

로 흔한 병이라고 한다.

　건강검진에서 γ-GTP가 세 자릿수였다며 자랑하듯 말하는 애주가도 있지만, 세 자릿수를 넘기면 지방간일 가능성이 있으므로 간 질환을 전문으로 하는 병원에서 검진을 받아 보는 것이 좋다.

　건강한 사람일지라도 5% 정도의 간세포에는 지방이 쌓여 있는데 그 범위가 30%를 넘으면 지방간이라고 한다. 이른바 **푸아그라 상태**'인 것이다. 실제로 지방간으로 진단받은 영상을 보면 하얗게 보인다.

　지방간은 그대로 두면 머지않아 간이 딱딱하게 굳는 **간경변증**'으로 발전할 우려가 있어 성가신 질병이다.

　"지방간에는 몇 가지 종류가 있습니다. 술을 자주 마셔서 생기는 '알코올성 지방간', 술을 마시지 않아도 과식이나 운동 부족으로 생기는 '**비**

알코올성 지방간(NAFLD)'이 있죠. 지방간은 남성에게 많은 질환이지만 완경을 한 여성도 주의해야 합니다."(아사베)

비알코올성 지방간의 80~90%는 장기간에 걸쳐 경과를 지켜보아도 지방간 상태에서 더는 병이 진행되지 않는다(단순성 지방간). 그러나 나머지 10~20%는 서서히 악화되어 간경변증이나 간암으로 발전하기도 한다. 이렇게 지방간에서 서서히 진행되는 병을 '**비알코올성 지방간염(NASH)**'이라고 부른다.

간경변증이나 간암으로 발전하는 'NASH'

지방간은 간에 지방이 쌓인 정도에 따라 경도, 중등도, 고도 3단계로 나뉘며, 복부 초음파 검사나 CT(컴퓨터 단층 촬영) 검사로 진단한다. '간은 침묵의 장기'인 만큼 자각 증상이 거의 없어 더욱 무섭다.

"알코올성 지방간은 원인이 분명하기 때문에 술을 줄이거나 끊어야 합니다. 비알코올성 지방간염은 병명에 '비알코올성'이라는 단어가 들어가 있지만, 술과 무관한 것은 아닙니다. 비알코올성 지방간염 환자가 술을 마시면 간의 염증이 심해지기 때문입니다."(아사베)

절대로 듣고 싶지 않은 단어 '금주'가 등장했다. 지방간 때문에 금주를 하지 않으려면 건강검진 결과를 가볍게 여겨서는 안 된다.

비알코올성 지방간염을 그대로 두면 5~10년에 걸쳐 서서히 간경변증이나 간암으로 진행되기도 한다. 식습관 개선과 다이어트는 물론, 알코

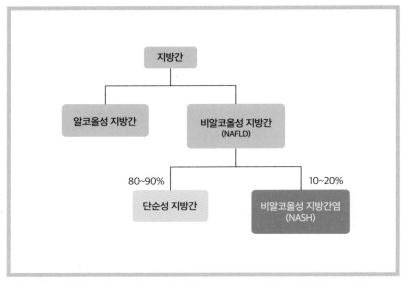

비알코올성 지방간(NAFLD)의 10~20%는 서서히 악화되어 간경변증이나 간암으로 발전하기도 한다. 이를 '비알코올성 지방간염(NASH)'이라고 부른다.

올 적정량 20g(순수 알코올 환산, 맥주 큰 캔으로 1캔, 사케 1홉)*이내로 술을 줄이는 것이 바람직하다.

　최근에는 술을 마시지 않는 사람이 걸리는 비알코올성 지방간염이 늘어나고 있다고 한다.

　"간에 지방이 쌓이기 쉬운 체질을 타고난 사람이 운동 부족과 과식으로 비알코올성 지방간염에 걸렸는데, 이를 방치해 간경변증이나 간암으

---

* 　소주로는 소주잔 2.5잔.

로 악화되는 사례가 늘고 있습니다. 술을 마시지 않는다고 해서 지방간에 걸리지 않는 것이 아닙니다"라고 말하며 아사베 박사는 주의를 당부했다.

건강검진 결과가
나쁜데도
술을 끊지 못하면?

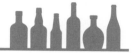

간 전문의_ 아사베 신이치

혈당, 혈압, 콜레스테롤과 술의 관계는?

건강검진 결과가 나오면 γ-GTP와 같은 간수치뿐만 아니라 혈당, 혈압, 중성지방, 콜레스테롤 등 생활습관병과 관련된 수치가 신경 쓰이는 사람도 많을 것이다. 코로나 시대에 들어서 운동량이 부족하다거나 혈당, 혈압, 중성지방 수치가 나빠졌다는 이야기도 자주 들린다.

당뇨, 고혈압, 고지혈증 같은 생활습관병과 알코올이 어떤 상관관계가 있는지 간 전문의 아사베 신이치 박사에게 물어보았다. 먼저 **혈당**부터 알아보자.

"술이 직접 혈당을 올리지는 않습니다. 그렇다고 해서 고혈당인 사람이 얼마든지 술을 마셔도 된다는 이야기는 아닙니다. 장기간에 걸친 잦은 음주는 간과 췌장에 무리를 주기 때문에, 인슐린 분비가 줄어들거나 인슐린 작용이 저하되어 혈당이 올라갈 수 있습니다."(아사베)

당뇨가 아니어도 건강검진 결과상 당뇨 전 단계로 의심된다면, 일단 전문의에게 진찰을 받고, 인슐린 분비 상태를 검사해보는 것이 좋다.

다음은 **혈압**이다.

"술을 마시면 일시적으로 혈압이 내려가지만, 다음 날 아침에 재면 혈압이 올라갑니다. 일어난 지 1~2시간쯤 혈압이 가장 높은 '조조(早朝) 고혈압'은 심근경색이나 뇌졸중 같은 뇌심혈관계 질환에 걸릴 위험을 높입니다. 혈압이 높은데 술을 즐기는 분은 하루 동안 시간대를 바꾸면서 혈압을 재보세요. 중년이 넘은 고혈압 환자는 동맥경화를 예방하기 위해서라도 혈압을 낮추는 '혈압약' 복용을 고려해보셔야 합니다."(아사베)

오징어 젓갈이나 장아찌처럼 염분이 많이 든 술안주도 인기다. 염분을 과도하게 섭취하면 혈압이 오르기 때문에 주의해야 한다.

마지막으로 **고지혈증**에 대해 알아보자. 고지혈증에는 혈액 속에 **중성지방**이 많은 유형과 **LDL 콜레스테롤**이 많은 유형, **HDL 콜레스테롤**이 적은 유형이 있다.

"중성지방과 HDL 콜레스테롤은 음주에 영향을 많이 받습니다. 이미 말했듯이 지나친 음주는 중성지방 수치를 높입니다. 반면에 적당한 음주는 HDL 콜레스테롤을 증가시킨다고 알려져 있어요. 하지만 그 효과에는 개인차가 있어서 HDL 콜레스테롤 수치를 높이기 위해 술을 권할

▶ 알코올 대사 과정

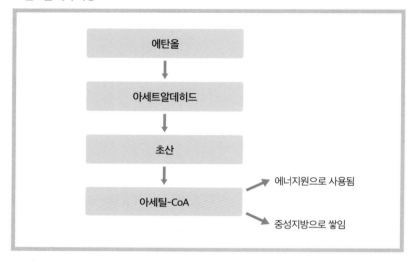

수는 없습니다. 술을 자주 마시면 중성지방이 쌓이고 비만이나 다양한 질병에 걸릴 위험이 있으니 주의해야 합니다."(아사베)

술을 마시면 왜 중성지방이 쉽게 쌓일까? 그 이유를 자세히 알아보자.

알코올(에탄올)은 대사 과정을 거쳐 아세트알데히드로 바뀌고 다시 초산으로 변한다. 초산은 다시 아세틸-CoA(보조효소 A)로 전환된다. 아세틸-CoA는 ATP(아데노신삼인산)를 생성하는 중요한 물질로 몸속의 에너지원으로 이용된다. 우리 몸은 ATP가 생산한 에너지를 사용해 생명을 유지하는 것이다.

알코올 대사 과정에서 생긴 물질이 모두 에너지원으로 쓰인다면 문제가 없겠지만 실제로는 그렇지 않다.

"술을 과하게 마시면 남은 아세틸-CoA는 지방산을 거쳐 중성지방으로 변해 간을 비롯한 내장과 피부 밑에 쌓이게 됩니다. 바로 이것이 애주가들이 고민하는 중성지방 과다의 주요 원인이죠. 술을 마실 때 기름진 안주를 먹으면 체내에 지방산이 늘어나 중성지방이 증가하므로 주의해야 합니다."(아사베)

알코올이 분해되어 생긴 아세틸-CoA가 우리를 괴롭히는 중성지방의 원인이라니. 코로나 유행 이후에 받은 건강검진에서 이전보다 살짝 오른 중성지방 수치가 원망스럽다. 내장에 쌓인 중성지방은 뇌경색이나 동맥경화, 간암 같은 질병이 발생할 위험을 높이므로 가볍게 보아서는 안 된다고 아사베 박사는 주의를 당부했다.

예전부터 악성 콜레스테롤인 LDL 콜레스테롤은 동맥경화의 주범으로 여겨졌으나, 중성지방은 그다지 위험하게 생각하지 않았다. 하지만 최근에는 과도하게 쌓인 중성지방도 각종 질환을 일으킨다고 알려져 있다.

통풍은 '푸린'을 줄여도 예방할 수 없다

애주가들에게 중요한 수치가 또 하나 있다. 바로 **요산 수치**다. 요산 수치는 바람만 불어도 아프다는 **통풍**과 관련이 있다. 통풍의 정확한 명칭은 '**통풍성 관절염**'이다. 혈액에 포함된 요산이 결정화되어 관절에 쌓이면 염증을 일으켜 발가락이나 무릎 등에 심한 통증이 일어난다.

건강한 사람의 요산 수치는 5.0~6.9mg/dL 정도이며, 7.0mg/dL이 넘으면 고요산혈증으로 진단한다. 7.0mg/dL 이상이면 요산이 결정화되기 쉬우므로 통풍에 걸릴 위험이 크다.

요산은 **푸린**이 만들기 때문에 요산 수치가 높은 사람은 푸린이 많이 포함된 닭의 간이나 말린 정어리, 맥주 등을 피해야 한다고 알려져 있다. 요즘 '푸린 제로'라고 광고하는 맥주도 판매되고 있는데, 이는 요산 수치를 신경 쓰는 애주가들에게 구세주 같은 존재다.

하지만 푸린을 줄인다고 해서 통풍을 예방할 수 있는 것은 아니다. 푸린의 70~80%는 체내에서 만들어지고, 음식으로 섭취하는 양은 고작 20~30%이므로 음식의 영향은 그리 크지 않다고 밝혀졌기 때문이다. 실은 알코올 자체가 요산 수치를 높이기 때문에 알코올 섭취량이 많을

▶ 알코올 섭취량이 늘어날수록 통풍 발병 위험이 증가한다

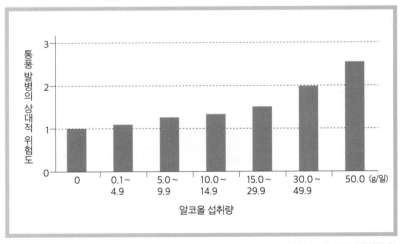

출처: Lancet. 2004 Apr 17;363(9417):1277-81.

수록 통풍 발병 위험이 증가한다는 연구 결과도 있다.[6]

　요산 수치가 높은 사람이 맥주를 줄이거나 푸린 제로 음료를 고르는 일이 잘못된 것은 아니지만, 그 이전에 음주량을 줄여야 한다. 또 통풍이라고 하면 흔히 중년 남성이 걸리는 병이라고 생각하지만, 최근에는 여성 환자도 증가하고 있다.

숙취를 해결하는 친구? 강황의 함정

술자리에 가기 전에 강황이 든 건강보조제나 숙취해소제를 자주 마신다. 이는 애주가들이 술자리에 가기 전에 치르는 의식과도 같다. 나도 강황 숙취해소제를 먹고 술을 마시면 취기가 덜하고 다음 날 아침에 일어났을 때 평소보다 몸이 가뿐하다.

코로나19의 영향으로 술자리가 줄어들면서 강황 숙취해소제가 설 자리를 잃은 가운데, 아직도 '강황＝간 건강'이라고 믿는 사람이 의외로 많다. 하지만 간 기능에 문제가 있는 사람이라면 강황을 피하는 것이 좋다. 간 전문의 아사베 박사는 강황을 먹고 간 손상이 일어난 사례가 다수 보고되었다고 말한다.

"일본 간학회에서 민간약과 건강식품을 먹고 간 손상이 일어난 사례를 조사해 보았더니 가장 큰 원인은 강황이었습니다.[7] 강황은 전체의 24.8%로 단연코 가장 높은 순위를 차지했습니다."(아사베)

아사베 박사는 실제로 강황을 먹고 간 손상을 입은 환자를 치료한 적이 있다고 한다.

"한 환자는 강황을 건강보조제 형태로 먹은 것이 아니라 강황 뿌리를 인터넷으로 구매해 직접 우려 마셨다고 합니다."(아사베)

이러한 약물성 간 손상은 간에 문제가 있는 사람에게 일어나기 쉽다. 따라서 지방간이나 간 기능에 문제가 있는 환자는 조심해야 한다.

▶ 간 손상을 일으킨 민간약과 건강식품의 원인 성분

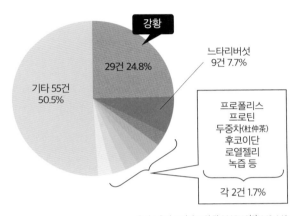

강황

느타리버섯
9건 7.7%

29건 24.8%

기타 55건
50.5%

프로폴리스
프로틴
두중차(杜仲茶)
후코이단
로열젤리
녹즙 등

각 2건 1.7%

출처 : 온지 모리카즈 외 간 2005;46(3):142-148

"간 기능에 문제가 없는 건강한 사람이라면 편의점에서 파는 강황 숙취해소제를 가끔 먹는다고 해서 너무 걱정할 필요는 없습니다. 사실 음주 30분 전에 강황에 들어 있는 커큐민(Curcumin)을 섭취하면 아세트알데히드의 혈중 농도가 낮아진다는 연구 보고도 있습니다."(아사베)

모든 건강식품에는 부작용이 있으니 과하게 섭취하지 않도록 항상 주의해야 한다.

제 2 장

후회하는
음주법,
후회 없는
음주법

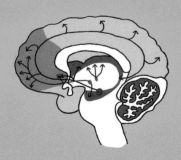

과음하면
왜
설사를 할까?

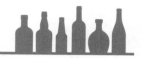

고베가쿠인대학 교수_오히라 히데오

알코올성 설사에는 두 가지 유형이 있다

과음 후에 배탈이 난다는 애주가들이 의외로 많다. 사실 나도 그렇다. 과음한 다음 날 아침에는 백발백중 배탈이 난다. 심할 때는 화장실에 틀어박혀 나오지 못할 때도 있다.

감기에 걸려 몸이 좋지 않아 금주 중이던 애주가 친구는 술을 끊었더니 그렇게 심하던 설사가 멈추었다고 한다. 하룻밤 사이에 도수 높은 맥주를 큰 캔으로 4~5캔씩 비우고, 집에서도 필름이 끊기도록 술을 마시더니 설사의 원인은 역시 과음이었나보다. 평소에 앓던 치질도 나아져 컨디션이 최고라고 했다.

지나친 음주가 장에 해로운 것일까? 만약 그렇다면 어떤 메커니즘 때문일까? 장내 환경에 정통한 고베가쿠인대학 교수 오히라 히데오 박사에게 물어보았다.

"알코올을 과다 섭취하면 창자에서 수분과 전해질(나트륨 등)을 충분히 흡수하지 못해 **삼투성 설사**가 생깁니다. 이것이 과음한 다음 날 배탈이 나는 이유입니다."(오히라)

앞서 소개한 애주가 친구도 수분이 많은 설사를 거의 매일 했다고 말했다.

오히라 박사는 알코올을 섭취해 생기는 설사에는 한 가지 유형이 더 있다고 말한다.

"또 다른 유형은 긴 시간에 걸친 알코올 과다 섭취로 소화 기능이 떨어져서 생기는 설사입니다. 이러한 설사는 변에 지방이 과도하게 많아 '**지방변**'이라고도 부릅니다. 장기간 술을 마시면 주로 **췌장**의 기능이 떨어지고 소화액과 쓸개즙의 분비량이 줄어들어 지방과 단백질이 순조롭게 흡수·분해되지 못하기 때문에 설사가 생기고, 명치 통증 같은 자각 증상이 나타나기도 합니다."(오히라)

삼투성 설사를 겪어본 애주가라도 지방변은 되도록 경험하고 싶지 않을 것이다.

술집에서 여럿이 함께 마시면 배탈이 나기 쉽다?

과음하면 무조건 삼투성 설사를 할까? 음주량 말고 다른 원인은 없을까? 과음하지 않는 것이 가장 바람직하지만 되도록 장에 해를 입히지 않는 이상적인 음주법이 궁금하다.

"알코올이 위장과 같은 소화 기관에 늘 나쁜 영향을 미치는 것은 아닙니다. 식사 전에 **'식전주'**를 가볍게 한 잔 마시면 식욕이 돋고 위장 운동도 활발해집니다. 위장 운동이 활발하면 삼투성 설사가 생기지 않아요. 술은 소화관에 좋은 영향을 미치기도 하고 나쁜 영향을 끼치기도 합니다."(오히라)

확실히 식전주를 내놓는 레스토랑이나 코스 요리 전문점에서 회식을 하면 다음 날 배탈이 나지 않는다. 그렇다면 술이 미치는 영향을 좋은 영향과 나쁜 영향으로 나누는 기준은 무엇일까?

"대강 말하면 좋은 영향이란 소화관의 기능을 활발하게 한다는 점이고, 나쁜 영향이란 소화관의 기능을 억제한다는 점입니다. 이는 모두 알코올이 **자율신경**에 작용하기 때문에 일어나는 현상이에요. 이 메커니즘은 매우 복잡한데 알코올을 섭취하면 뇌가 '전투 모드'로 변하거나 '평화 모드'로 바뀐다고 표현하면 이해하기 쉬울지도 모릅니다."(오히라)

전투 모드와 평화 모드는 전혀 다른 느낌인데 같은 알코올을 섭취하고도 이렇게 정반대 현상이 일어나는 이유는 무엇일까?

"전투 모드란 '의욕 호르몬'이라고 불리는 **도파민**이 많이 분비되는 상태입니다. 도파민이 다량 분비되면 흥분과 함께 각성이 일어나 의욕이

상승하고 소화 기능이 저하됩니다. 반면 평화 모드에서는 '행복 호르몬'
인 **세로토닌**이 많이 분비되어 마음이 편안해지고 소화 작용이 활발해져
식욕도 증가합니다."(오히라)

그렇다면 행복 호르몬이 뇌에서 많이 분비되는 음주법을 택하면 되는
것 아닐까? 그런 맞춤형 음주법은 없을까?

"도파민과 세로토닌은 어느 하나만 분비되는 것이 아니라 동시에 분비
됩니다. 양 끝에 추를 달아 오르락내리락하는 장난감처럼 도파민 분비
량이 많아지기도 하고, 세로토닌 분비량이 많아지기도 하면서 한 호르
몬이 영향을 더 크게 미치기도 합니다. 호르몬 분비는 매우 복잡해서 어

▶ 도파민과 세로토닌

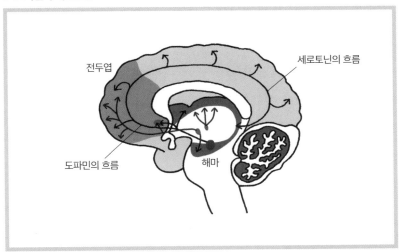

도파민 분비량이 많아지면, 흥분과 각성이 일어나고 의욕이 상승하지만, 소화 기능은 저하된다. 세로토닌 분
비량이 많아지면, 마음이 편안해지고 소화 작용이 활발해진다.

느 호르몬이 더 많이 분비될지는 마시는 사람의 알코올 분해 능력과 그 날의 몸 상태, 술을 마시는 환경에 따라서도 달라집니다."(오히라)

오히라 박사의 말에 따르면 고급 레스토랑에서 식전주를 즐기는 조용한 회식 자리에서는 세로토닌이 더 많이 분비되는 반면, 술집에 옹기종기 모여 왁자지껄 술자리를 가질 때에는 도파민이 더 많이 분비된다고 한다. 그렇게 생각하면 이해하기 쉽다.

"대학생이 술집에서 '오늘 실컷 마시자!' 하고 기합을 넣는 모습이 바로 전투 모드입니다. 음주 후 배탈이 나지 않으려면 고급 레스토랑에서처럼 느긋하게 식사를 즐기면서 술을 마셔야 합니다."(오히라)

흥분해서 연거푸 술을 들이켜면 다음 날 배탈이 나므로 조심해야 한다. 오히라 박사는 '**혈중 알코올 농도**'도 뇌에 큰 영향을 미친다고 말한다.

"개인차가 있지만 혈중 알코올 농도 50mg/dL일 때까지는 기분도 좋고 마음이 편안합니다. 또 150mg/dL 정도까지는 대범해지거나 사교성이 좋아지고 심장 박동 수가 증가하죠. 그 이상으로 혈중 알코올 농도가 높아지면 비틀대거나 속이 메슥거려서 구토를 하기도 하고, 엉뚱한 행동을 하기도 합니다. 이를 막으려면 술을 마실 때 혈중 알코올 농도가 급격히 오르지 않도록 주의해야 합니다."(오히라)

혈중 알코올 농도를 급격히 올리지 않기 위해서는 공복을 피하고 식사와 함께 술을 천천히 즐기며 물과 함께 마시면 좋다. 이 정도는 바로 실천할 수 있을 것이다.

나이가 들수록
술이
약해지는 이유는?

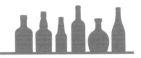

구리하마의료센터 원장_ 히구치 스스무

나이 먹을수록 술이 약해지는 두 가지 원인

한 살 한 살 나이가 들수록 술이 약해진다. 연령대가 높은 애주가라면 한 번쯤은 느껴보았을 것이다. 나도 해를 거듭할수록 술이 약해진다는 사실을 매일같이 체감하고 있다. 20대 때는 아무리 술을 마셔도 숙취가 거의 없었지만 50대인 지금은 조금만 과음해도 다음 날 어김없이 숙취에 시달린다. 만약 20대 때 마시던 만큼 술을 마신다면 하루가 아니라 이틀은 누워 있어야 할지도 모른다. 무서워서 그만큼 마실 용기도 없지만 말이다.

술이 깨는 시간도 느려졌다. 젊은 시절에는 한낮이 되면 술이 깨서 오늘 밤에는 또 무얼 마실까 고민했지만, 요즘은 한밤중이 되어서야 겨우 회복한다. 더욱이 술을 마시고 싶다는 욕구도 생기지 않아 과음한 다음 날은 결국 쉬고야 만다.

최근에는 주량도 줄어서 딱 한 잔만 더 마셔야지 할 때 술잔을 내려놓는 일이 잦아졌다. 어른의 음주란 흔히 이런 식이지만 젊은 시절 둘째가라면 서럽던 애주가에게는 왠지 시시하다.

더구나 나이가 들면서 잠드는 술버릇이 생겼다. 부끄럽지만 심할 때는 술자리에 앉아서 꾸벅꾸벅 졸 때도 있다. 솔직히 20대 때처럼 신나게 술을 마시고 싶지만 몸이 따라주지 않는다. 나이를 먹어서 나타나는 증상이니 별수 없다고 포기해야 할까? 젊을 때의 주량으로 돌아갈 수 없다면 앞으로 어떻게 술을 마셔야 건강하게 마실 수 있을까? 알코올과 건강을 연구하는 구리하마의료센터 원장 히구치 스스무 박사에게 '연령과 음주의 관계'를 물어보았다.

"나이가 들수록 술이 약해지는 것은 기분 탓일까요, 진짜일까요?"

"안타깝게도 정말 그렇습니다. 많은 사람이 느끼겠지만 나이가 들수록 술은 약해집니다."(히구치)

역시 기분 탓이 아니었다. 그렇다면 왜 나이가 들수록 술이 약해질까?

"원인에는 크게 두 가지가 있습니다. 하나는 나이가 들수록 간 기능이 떨어져 **알코올 분해 속도가 느려지기 때문**입니다. 그래서 같은 양을 마셔도 젊을 때보다 혈중 알코올 농도가 높아지는 것이죠. 젊을 때처럼 술을 마시면 다음 날 술이 깨지 않는 이유는 바로 이 때문입니다. 알코올 분해 속도가 얼마나 줄어드는지를 보여주는 자세한 데이터는 없지만, 알코올 분해 속도가 가장 빠른 나이는 30대라고 합니다. 그 후로는 서서히 알코올을 처리하는 능력이 떨어지는 것으로 알려져 있어요."(히구치)

나이를 먹으면 겉모습뿐만 아니라 간도 나이를 먹는다. 확실히 40대 중반을 넘어서면서부터는 과음한 다음 날, 숨을 내쉴 때마다 술기운이 남아 있다고 느낀 적이 많았다.

"두 번째 이유는 **체내의 수분량 감소**입니다. 아시다시피 유아기에는 체내의 수분 비율이 80%로 매우 높지만 나이가 들수록 감소합니다. 그러다가 고령이 되면 50%대에 머물죠.[1] 알코올은 몸에 들어오면 체내의 수분 속에 녹아드는데, 체내의 수분량이 적으면 알코올을 용해하는 수분

▶ 체내에 포함된 수분의 비율

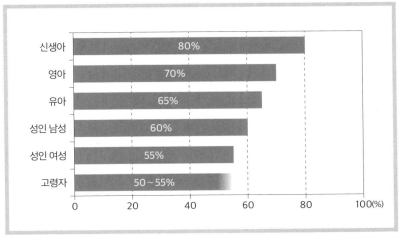

출처: 환경부 '열사병 환경 보건 매뉴얼 2018'

이 적기 때문에 혈중 알코올 농도가 높아지기 쉽습니다."(히구치)

지금은 젊은 시절에 비해 술을 조금만 마셔도 기분 좋게 취한다. 경제적이라고 하면 경제적이지만 그 원인 중 하나가 체내의 수분량 감소였다니…. 확실히 나이를 먹을수록 피부가 건조해지고 주름이 늘듯이 수분도 줄어든다는 사실을 실감하게 된다. 수분 감소가 주량에도 영향을 미칠 거라고는 생각도 못했다.

음주 후 넘어지거나 대소변 실수를 하기도

알코올을 섭취하면 탈수를 일으키기 쉬우므로 조심해야 한다.

"알코올은 항이뇨 호르몬의 분비를 억제합니다. 다시 말해 이뇨작용으로 **소변의 양이 늘어나는 것**이죠. 체내 수분량이 적은 고령자가 알코올을 섭취하면 탈수를 일으키기 쉽고, 혈중 알코올 농도가 **빠르게** 올라갑니다."(히구치)

나이를 먹어도 마음은 아직 젊다며 무심코 방심하기 쉽다. 술은 마셔도 수분이 보충되지 않고 오히려 탈수 증세를 일으킨다는 사실을 명심해야 한다.

히구치 박사는 술을 마신 뒤 몸을 제대로 가누지 못하면 **넘어질 위험이 크므로 조심해야 한다**고 당부했다.

"고령자는 가뜩이나 넘어지기 쉬운데 술을 마시면 넘어질 위험이 훨씬 커집니다. 술에 취해 고꾸라져 골절상을 입는 바람에 누워만 지내는

경우도 있습니다."(히구치)

더구나 고령자는 과음으로 소변이나 대변을 참지 못하고 실수하는 사람도 적지 않다고 한다. 이러한 실수는 자신감 상실로 이어지므로 나이가 들수록 주량에 신경 써야 한다.

고령자가 술을 마실 때 특히 주의해야 할 점에 대해 알아보자.

"주량을 조절하는 것이 가장 중요합니다. 나이가 들수록 음주량을 줄여야 합니다. 후생노동성에서도 '65세 이상의 고령자는 소량의 음주가 적당하다'라고 권고하고 있습니다."(히구치)

그렇다면 술을 얼마나 줄여야 할까?

"현재 연령별 적정 음주량을 제시한 가이드라인은 없습니다. 다음 날 아침에 일어났을 때 숙취가 남아 있다고 느낄 만큼 마시지 않는 것이 기준이라고 할 수 있죠. 이는 최소한 지켜야 할 사항입니다. 개인차가 있어서 단언할 수는 없지만, 조금 줄이는 데 만족하지 말고 가능한 한 젊었을 때 마시던 주량의 절반 이하로 줄이는 것이 바람직합니다."(히구치)

몇 번이고 시도하다 보면 다음 날 힘든 양은 어느 정도이고, 괜찮은 양은 어느 정도인지 기준이 생길 것이다. 자신을 잘 지켜보고 주량을 현명하게 조절해야 한다.

코로나 시대,
집에서 혼술은
위험할까?

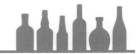

쓰쿠바대학 교수_요시모토 히사시

코로나 시대에 음주량이 늘어난 사람은?

신종 코로나바이러스 감염증을 막기 위해 많은 사람들이 '사회적 거리두기'를 적극적으로 실천했다. 그로 인해 집에 있는 시간이 길어지다 보니 전 세계적으로 **집에서 마시는 음주량이 늘었다**고 한다.

사회적 거리두기로 술집에 갈 일이 줄어든 데다 음식점에서 주류를 판매하지 않아 결과적으로 음주량이 줄었다는 사람도 있다. 요컨대 집에서 술을 마시는 사람과 밖에서 술을 마시는 사람에 따른 음주 습관의 차이라고도 볼 수 있다.

나는 집에서 마실 용도로 **5리터짜리 영업용 위스키**를 구매했다. 평소라면 그런 대용량 술은 사지 않았을 것이다. 대용량 술을 집에 두면 무심코 과음하게 될 테니 사지 않겠다고 다짐했기 때문이다.

하지만 사회적 거리두기가 시행되면서 장은 사흘에 한 번만 보라는 도지사의 성명이 발표되자 근처 마트에 자주 갈 수 없었다. 주말에는 입장 제한이 있는 가게도 있었고, 한꺼번에 장을 보는 사람도 많아서 마음에 드는 술은 품절이기 일쑤였다.

변명으로 들릴지 모르겠지만 그런 사정으로 인터넷에서 파는 영업용 위스키를 구매하기에 이른 것이다. 그 후로 아니나 다를까 주량이 크게 늘었다. 코로나 사태로 주량이 늘어난 사람은 나뿐만이 아닌 모양이다. 내 주변에 있는 애주가들에게 물어보았더니 이런 답변이 돌아왔다.

'일이 끝나면 굳이 술집으로 자리를 옮기지 않아도 되고 막차 걱정도 없다.'

'재택근무라 아침에 늦게 일어나도 되니까 밤 늦게까지 술을 마시게 된다.'

'여행도 가지 못하다 보니 보상심리로 비싼 배달음식과 술을 구매하게 된다.'

'술 마시는 일밖에 즐길 거리가 없다.'

그 밖에도 코로나 사태로 스트레스가 쌓이다 보니 술이 당기는 것은 당연한 일인지도 모른다. 이대로 가다가는 건강에 커다란 적신호가 켜질까 봐 두렵다. 음주와 건강을 연구하는 쓰쿠바대학 요시모토 히사시 교수에게 코로나 사태로 음주량이 늘어난 사람들이 어떤 문제를 겪고 있는지 이야기 나누어보았다.

"코로나 사태로 주량이 늘어난 사람이 많은가요?"

"주량이 늘었다는 이야기는 여기저기에서 많이 들었어요. 가장 안타까운 사례는 알코올 의존증으로 술을 끊은 환자가 코로나 시국에 다시 술을 입에 대는 '코로나 슬립'입니다. 밀폐된 공간, 밀집된 공간, 밀접한 접촉을 피하느라 자조 모임(Self Help Group)을 열 수 없는 것이 가장 큰 요인입니다."(요시모토)

같은 질환을 앓고 있는 사람들과 소통하는 일은 알코올 의존증 재발을 막는 데 큰 힘이 된다. 자조 모임을 열어 사람들과 직접 만나 소통할 수 없는 상황은 알코올 의존증 환자에게 부정적인 영향을 미친다.

요시모토 박사는 코로나 사태로 음주량이 증가한 현상을 어떻게 보고 있을까?

"감염증의 대유행은 '재난'과도 같습니다. 출퇴근 시스템이 재택근무로 바뀌거나 가족들이 집에 함께 모여 있는 시간이 늘어나는 등 환경이 갑자기 변했습니다. 코로나를 계기로 휴직하거나 실직을 당해 정신적으로 힘든 사람도 있겠죠. 술로 스트레스를 해소하는 사람도 많을 겁니다. 출퇴근 시간이 절약되어 여유롭고, 간섭하는 시선이 없다는 것도 주량이 늘어나는 원인입니다."(요시모토)

게다가 헬스장이나 요가원, 에스테틱샵이 문을 닫아 스트레스를 해소할 마땅한 선택지가 없다는 점도 음주량이 늘어난 요인 중 하나라고 요시모토 박사는 덧붙였다.

"이러한 변화에 빠르게 적응하는 사람은 걱정이 없지만, 그렇지 못한 사람은 무언가를 통해 불안을 해소하고 스트레스를 풀고 싶어 하기 때문에 자기도 모르는 사이 술에 의존하게 될 가능성이 큽니다."(요시모토)

스트레스를 해소하기 위해 술을 마시면 위험하다

그렇다면 이러한 상황 속에서 실제로 음주량이 늘어나기 쉬운 사람은 어떤 사람일까?

"가장 위험한 사람은 **알코올 의존증**을 비롯한 정신질환을 앓고 있는 환자입니다. 그리고 지켜봐 줄 가족 없이 혼자 사는 사람도 위험합니다. 또 평소에 스트레스를 풀기 위해 밖에서 술을 자주 마시던 사람은 막차 걱정 없이 집에서 마음껏 마실 수 있으니 문제입니다."(요시모토)

밖에서 주로 술을 마시던 사람이 술집에 가지 못해 음주량이 줄어든다면 다행이지만, 술 말고는 스트레스를 풀 방법이 없어 집에서 마시는 술의 양이 늘어난다면 큰 문제다.

일상에서 벗어나 밖에서 술을 마시며 누군가에게 고충을 털어놓거나 사소한 이야기를 나누면 스트레스 해소에 도움이 된다. '**온라인 술자리**'로 그런 자리를 마련할 수 있을까 싶어 시험 삼아 좋아하는 닭꼬치와 술을 준비해 친한 친구와 술을 마셔보았다. 하지만 인터넷 연결 상태가 불안정하거나 화질이 좋지 않아 흥이 덜했다. '또 보자'라고 인사를 나눈 뒤, 빈 접시를 혼자 치우는 일도 왠지 낯설었다. 나쁘지는 않았지만 직접 만

나는 술자리와 비교하면 무언가 아쉬웠다.

다시 본론으로 돌아가서 요시모토 박사는 이른바 스트레스에 취약한 **'A 유형'**도 위험하다고 말한다.

"A 유형이란 심리학 용어로 초조하고 화가 많으며, 경쟁심이 강하고 적극적인 행동 패턴을 보이는 사람을 가리킵니다. 이러한 유형은 술과 담배에 의존하기 쉽고 일상생활에서 받는 스트레스에 취약합니다. 협동성이 강조되는 일본에서는 A 유형이 겉으로 마음을 표현하기 어려워 밖에서 스트레스를 푸는 경우가 많을 겁니다."(요시모토)

집에서 마시는 술의 양이 늘어도 술을 마시면서 즐겁다면 그런대로 괜찮다.

"문제는 음주량이 늘수록 자신을 책망하며 부정적으로 변하는 사람입니다. 죄책감이나 자책감을 느끼지 않으려고 술에 의존하면 갈수록 위험해집니다."(요시모토)

술을 즐겁게 마시면 문제가 없지만 '왜 이렇게 많이 마신 걸까?' 하고 죄책감을 느끼거나 우울해진다면 매우 위험하다는 신호다. 세계보건기구(WHO)가 작성한 설문지에는 "과거 1년간 술을 마신 뒤 죄책감이나 자책감에 사로잡힌 적이 몇 번이나 있나요?"라는 항목도 있다.

술을 마신 뒤 기분이 가라앉는 것만큼 안타까운 일은 없을 것이다. 그런 사람들은 반드시 주량을 조절해야 한다.

술을
줄여야 하는
유형은?

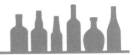

도쿄알코올의료종합센터_ 가키부치 요이치

코로나 시대, '단기간에 중증 간경변증'으로

코로나 팬데믹이 좀처럼 끝나지 않고 있다. 밖에서 술을 마시지 못해서
인지 내 주변에는 집에서 술을 마시다가 음주량이 늘어난 사람이 많다.
반대로 술자리가 사라져 음주량이 줄거나 술을 아예 끊은 사람도 있다.

음주량이 줄었다면 별다른 문제는 없다. 문제는 음주량이 늘어난 경
우다. 음주량이 점차 늘어나 과음이 습관화되면 알코올 의존증에 걸리
거나 단기간 내 과음으로 간 건강이 갑자기 악화되는 경우가 있다. 알코
올 의존증을 전문으로 치료하는 구리하마의료센터에서는 실제로 알코
올 관련 상담 전화가 코로나 이전보다 1.5배 늘었다고 한다.[2]

나는 집에서 술을 마시다가 음주량이 늘어나 이대로 가다가는 알코올 의존증에 걸릴지도 모른다는 불안감에 술 마시는 횟수를 줄이기로 했다. 지금은 일단 '주 2회'로 규칙을 정해서 지키고 있지만, 앞으로는 어떻게 될지 모르겠다.

도쿄알코올의료종합센터 센터장이자 『슬슬 술 끊을까 생각할 때 읽는 책』의 저자 가키부치 요이치 박사에게 궁금한 점을 물어보았다.

"코로나 팬데믹 이후에 알코올 관련 상담 수가 늘었나요?"

"제가 근무하는 병원에 걸려오는 알코올 관련 상담 전화 수는 코로나 이전과 크게 다르지 않습니다. 하지만 문제는 병원을 찾았을 때 이미 중증 간경변증으로 진행된 환자가 눈에 띄게 늘었다는 점입니다. 단기간에 간 기능이 나빠지거나 여러 가지 합병증이 나타나는 경우죠. 특히 요즘 같은 코로나 시국에 알코올로 건강을 해친 사람은 여성이 더 많다고 합니다."(가키부치)

단기간에 중증 간경변증으로 진행되어 건강이 나빠지는 원인은 도대체 무엇일까? 그리고 왜 여성 환자가 더 많을까?

"음주량이 늘어나 간 건강이 나빠지는 이유는 천차만별입니다. 코로나 감염이 무서워 집에서 술을 마시다가 몸에 이상을 느껴 병원에 가려니, 그것조차 두려워 방치하다가 더 심해졌다고 말하는 환자도 있습니다. 또 코로나 사태로 직장을 잃은 비정규직 여성이 불안을 떨쳐내려고 과음을 하는 사례가 많아요. 물론 더 심해지기 전에 술을 줄이려고 병원을 찾아 상담받는 사람도 있습니다."(가키부치)

술을 줄이고 싶어도 줄일 수 없다면 '자가 진단'을

코로나 사태는 금주와 절주를 생각해볼 수 있는 좋은 계기다. 그렇다면 어떤 사람이 금주와 절주를 생각해보아야 할까?

"음주량이 늘어난 데다 술을 줄이고 싶어도 줄일 수 없는 사람, 하루도 쉬지 않고 매일 술을 마시는 사람, 반주를 안 하면 하루가 마무리되지 않은 듯 허전함을 느끼는 사람, 술을 끊겠다는 생각만으로도 상실감과 괴로움을 느끼는 사람은 금주와 절주를 생각해보아야 합니다."(가키부치)

'반주를 안 하면 하루가 마무리되지 않은 듯 허전하다'라는 말은 애주가들이 자주 하는 말이다. 이런 말을 내뱉을 때는 좀처럼 자신의 상황을 객관적으로 보지 못한다.

"알코올 의존증에 걸릴 위험이 있는지 알아보는 **AUDIT**라는 자가 진단 리스트[3]가 있습니다. AUDIT는 WHO가 개발한 알코올 의존증 선별 검사입니다. 간수치가 높아지거나 음주로 인간관계가 틀어지거나 업무 실수가 잦아지거나 하는 사회적 문제가 반복되면, 먼저 AUDIT로 자신의 상태를 객관적으로 파악해보세요. 진단 결과를 보고 나서 금주나 절주를 고민해보시기 바랍니다."(가키부치)(AUDIT 자가 진단 리스트는 다음 페이지에)

AUDIT는 10개 문항으로 이루어져 있고 결과는 0~40점으로 표시된다. 7점 이하는 음주 습관에 문제가 없는 저위험군, 8~14점은 **해로운 음주 습관**을 보이는 고위험군, 15점 이상은 **위험한 음주 습관**을 보이는 알코

▶ 알코올 의존증 선별검사(AUDIT)

❶ 술을 얼마나 자주 마십니까?	
0	전혀 마시지 않음
1	월 1회 이하
2	월 2~4회
3	주 2~3회
4	주 4회 이상
❷ 술을 마실 때는 보통 몇 잔 정도 마십니까?	
0	1~2잔
1	3~4잔
2	5~6잔
3	7~9잔
4	10잔 이상
❸ 한 번에 술을 6잔 이상 마시는 경우는 얼마나 자주 있습니까?	
0	없음
1	월 1회 미만
2	월 1회
3	주 1회
4	매일 혹은 거의 매일
❹ 지난 1년간 술을 마시기 시작하면 멈출 수 없었던 적이 얼마나 자주 있었습니까?	
0	없음
1	월 1회 미만
2	월 1회
3	주 1회
4	매일 혹은 거의 매일
❺ 지난 1년간 평소에 잘하던 일을 음주 때문에 하지 못했던 적이 얼마나 자주 있었습니까?	
0	없음
1	월 1회 미만
2	월 1회
3	주 1회
4	매일 혹은 거의 매일

❻	지난 1년간 과음한 다음 날, 컨디션 회복을 위해 해장술을 마셨던 적이 얼마나 자주 있었습니까?
0	없음
1	월 1회 미만
2	월 1회
3	주 1회
4	매일 혹은 거의 매일

❼	지난 1년간 음주 후 죄책감을 느끼거나 후회한 적이 얼마나 자주 있었습니까?
0	없음
1	월 1회 미만
2	월 1회
3	주 1회
4	매일 혹은 거의 매일

❽	지난 1년간 음주 때문에 전날 밤 일이 기억나지 않았던 적이 얼마나 자주 있었습니까?
0	없음
1	월 1회 미만
2	월 1회
3	주 1회
4	매일 혹은 거의 매일

❾	음주 때문에 자신이나 다른 사람이 다친 적이 있습니까?
0	없음
2	있지만 지난 1년간은 없었다
4	지난 1년간 있었다

❿	가족이나 친척, 친구, 의사가 당신이 술 마시는 것을 걱정하거나 금주를 권한 적이 있습니까?
0	없음
2	있지만 지난 1년간은 없었다
4	지난 1년간 있었다

※ 주량은 '사케 1홉 = 2잔', '맥주 큰 병 1병(약 630mL) = 2.5잔', '위스키와 물 1대2 비율로 1잔 = 2잔', '소주 1잔 = 1잔', '와인 1잔 = 1.5잔', '매실주 작은 컵 1잔 = 1잔'으로 계산.

올 의존증 예비군, 20점 이상은 **빠른 치료가 필요한 알코올 의존증**이다. 나는 해로운 수준인 12점이 나왔다. '주 2회 음주'로 규칙을 정했으나 아직도 위험한 모양이다. 하기야 연말 모임에서 잔뜩 취해 다른 사람 신발을 바꾸어 신고 귀가하는 실수를 저지르고 말았으니 부끄러울 따름이다.

앞 페이지에 실린 AUDIT를 이용해 자가 진단을 해보고 자신의 상태를 객관적으로 확인해보자.

과음한 다음 날
아침에 운전하면
음주운전일까?

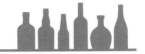

구리하마의료센터 원장_ 히구치 스스무

자기도 모르는 사이 음주운전을 하기도

한 연예인이 음주운전으로 뺑소니 사고를 일으켜 도로교통법 위반과 자동차운전처벌법 위반으로 기소되었다는 뉴스를 본 적이 있다. 다행히 사망자는 없었지만, **음주운전**의 위험성을 다시금 깨닫게 하는 사건이었다. 사람의 목숨을 빼앗을 수도 있는 음주운전은 절대로 해서는 안 되는 행위다. 하지만 술을 자주 마시는 사람은 자기도 모르게 음주운전을 할 가능성이 크다. 과음한 다음 날 아침에 하는 운전이 그렇다.

최근에는 음주운전을 바라보는 시선이 무척 따가워서 술 먹고 운전하면 안 된다는 인식이 강하게 자리 잡았지만, 술을 마신 다음 날 아침에는 푹 자고 일어났으니 운전해도 괜찮을 거라고 멋대로 판단하는 사람이 적지 않다. 경찰청에서 실제로 음주운전을 한 이유를 물어보았더니 '시간이 지나서 괜찮을 줄 알았다', '출근해야 하니까 숙취가 있어도 운전을 했다'라고 답변한 사람이 대다수였다고 한다.

요즘에는 '○○시청 직원, 음주운전으로 징계 처분'이라는 뉴스도 자주 보인다. 지금까지 성실하게 살아왔어도 단 한 번의 음주운전으로 인생의 내리막길을 걸을 수 있다. 이러한 일을 겪지 않기 위해서라도 올바른 지식을 알아두어야 한다.

가장 큰 문제는 술을 마신 뒤 얼마나 시간이 지나야 운전을 할 수 있는가다. 물론 주량이나 체질에 따라 그 시간은 다르겠지만 일정 기준을 알아두는 것은 중요하다.

알코올 관련 문제에 정통한 구리하마의료센터 원장 히구치 스스무 박사에게 음주운전의 위험성과 알코올이 인체에서 완전히 분해되는 시간, 음주 단속 호흡 측정기의 기준에 대해 물어보았다.

먼저 음주운전의 기준을 다시 한번 살펴보자. 일본 도로교통개정법에 따른 음주운전 기준을 보면 호흡 1L당 0.15mg 이상의 알코올이 측정되었을 때 **'음주운전'**이라고 한다. 0.15mg 이상, 0.25mg 미만은 면허정지(정지 기간 90일), 0.25mg 이상이면 면허취소(결격 기간 2년)다.

이 수치를 혈중 알코올 농도로 환산하면 각각 0.03%(0.3mg/mL), 0.05%(0.5mg/mL)다. 더 나아가 혈중 알코올 농도와 상관없이 술에 취해 정상적으로 운전하기 힘들 만큼 위험한 상태라면 **'만취운전'**으로 면허취

		처벌 내용	벌점	결격·정지 기간
만취운전		면허취소	35점	3년
음주운전	호흡 1L당 0.25mg 이상	면허취소	25점	2년
	호흡 1L당 0.15mg 이상 0.25mg 미만	면허정지	13점	90일

이 표는 한 가지 예다. 과거 교통사고 또는 교통 위반 전력 등에 따라 처벌이 달라진다.

소(결격 기간 3년)가 된다.[*]

그렇다면 음주운전에 해당하는 기준치는 술을 얼마나 마신 양일까?

"맥주 500mL 1캔 또는 사케 1홉(순수 알코올 20g)[**]을 마셨을 때 혈중 알코올 농도는 약 0.03(0.02~0.04)% 정도입니다. 다시 말해 맥주 1캔만 마셔도 음주운전 기준치를 넘길 수 있다는 뜻입니다."(히구치)

게다가 이보다 낮은 기준치도 운전에 영향을 미친다고 한다.

"개인차는 있지만 알코올은 혈중 알코올 농도가 매우 낮은 수준에서도 운전에 영향을 미칩니다. 예를 들어, 반응시간은 0.02%, 주의력은

---

[*] 한국에서는 「도로교통법」 제44조 제4항에 "제1항에 따라 운전이 금지되는 술에 취한 상태의 기준은 운전자의 혈중알코올농도가 0.03% 이상인 경우로 한다."
　　0.03%~0.08% 미만은 1년 이하의 징역이나 500만 원 이하의 벌금이 선고되며, 100일간 면허가 정지된다. 0.08%~0.2% 미만은 면허가 취소되고 1년 이상 2년 이하의 징역이나 500만 원 이상 1000만 원 이하의 벌금, 0.2% 이상은 면허 취소, 2년 이상 5년 이하의 징역이나 1000만 원 이상 2000만 원 이하의 벌금이 선고된다.

[**] 소주로는 소주잔 2.5잔

▶ 혈중 알코올 농도와 사고 위험의 관계

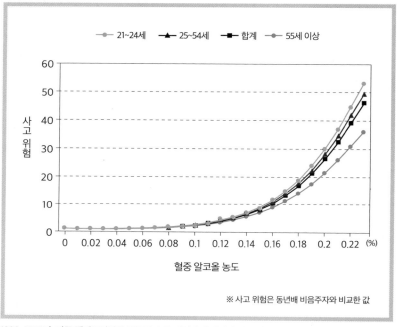

1996~1998년, 미국 캘리포니아와 플로리다 두 지역에서 실시한 연구 결과다. 혈중 알코올 농도가 올라갈수록 사고 위험은 지수함수적으로 증가한다.

출처: J Safety Res. 2008;39:311-319.

0.01% 미만부터 운전 능력이 떨어진다고 알려져 있어요. 물론 음주량이 많을수록 그 영향은 더 커집니다."(히구치)

즉, 혈중 알코올 농도가 음주운전 기준보다 낮은 가벼운 음주도 운전 능력에 영향을 미친다는 것이다. 당연한 말이지만 조금밖에 마시지 않았으니 운전해도 될 거라는 안이한 생각은 버려야 한다.

알코올은 운전 능력을 떨어뜨리기 때문에 당연히 사고 위험이 커진다.

미국에서 혈중 알코올 농도와 사고 위험의 관계를 조사한 결과, 혈중 알코올 농도가 높을수록 사고 위험도 커진다는 사실이 밝혀졌다.[4] 교통사고의 위험은 혈중 알코올 농도가 올라갈수록 지수함수적으로 증가한다. 뉴질랜드에서 실시한 연구에서도 같은 결과가 나타났다.

얼마나 지나야 알코올이 빠져나갈까?

알코올이 운전에 어떤 영향을 미치는지 이해했으니 다음으로는 알코올이 몸에서 빠져나가는 데 걸리는 시간을 알아보자. '음주 후, ○시간 이내 운전 금지'라는 기준이 있다면 매우 간단할 텐데 과연 어떨까?

"의학적인 관점에서 보자면 체내에서 알코올이 분해되는 속도는 **1시간에 4g**입니다. 이는 일본 알코올관련문제학회에서 음주운전을 예방하기 위해 제시한 데이터입니다."(히구치)

예를 들면, 사케 1홉(알코올 20g)을 분해하는 데 필요한 시간은 5시간이라는 계산이 나온다. 그보다 두 배를 마시면 10시간이 필요한 것처럼 음주량과 시간은 거의 비례한다고 보면 된다.

"알코올 대사에는 성별 차와 개인차가 있습니다. 구리하마의료센터에서 실시한 실험 결과를 보면 남성은 1시간에 9g, 여성은 6.5g 정도를 분해합니다. 대사가 빠른 남성의 경우에는 1시간에 13g이나 분해하는 사람도 있지만, 1시간에 3g밖에 분해하지 못하는 여성도 있습니다. 이러한 차이를 고려해 남녀노소 불문하고 다양한 사람에게 적용할 수 있는 기

준으로 1시간당 4g이 가장 적절하다고 판단한 것입니다."(히구치)

알코올 분해 시간을 단순하게 계산하면 사케 3홉을 마시면 15시간, 4홉을 마시면 20시간이 걸린다. 즉, 과음한 다음 날에는 사실상 운전을 해서는 안 된다는 뜻이다.

"과음한 다음 날에는 운전을 하지 말아야 합니다. 너무하다고 생각할지 모르지만 그만큼 경각심을 가지고 운전대를 잡아야 합니다. 알코올은 체내에서 모두 빠져나간 후에도 운전 기량에 영향을 준다는 연구 보고도 있어요."(히구치)

하기야 나도 그 사실을 실감한 적이 있다. 술을 마신 다음 날, 술이 깬 오후에 운전을 했는데도 평소보다 운전이 서툴다고 느낀 적이 몇 번이나 있었다. 브레이크를 밟는 타이밍이 늦거나 주의가 산만해서 깜짝 놀란 적도 여러 번 있었다. 그 후로 운전할 일이 있으면 그 전날에는 아예 술을 마시지 않거나 한 잔만 마시려고 노력하고 있다.

잠잘 때는 알코올 분해가 느려진다

알코올 분해 속도에 개인차가 있다는 사실은 잘 알려져 있다. 알코올이 몸에서 모두 분해되는 속도를 조사해보았더니 가장 빠른 사람과 가장 느린 사람을 비교하면 4~5배 정도 차이가 난다고 한다. 이는 간의 크기와 근육량의 차이 때문이라고 추측하고 있다.

또 **깨어 있을 때보다 잠을 잘 때 알코올 분해 속도가 더 느리다.** 잠을 자면 술이 깬다고 많이들 생각하지만 안타깝게도 잠을 자면 알코올 분해 속도가 빨라지기는커녕 더욱 느려진다.

구리하마의료센터와 삿포로의과대학이 실시한 공동 연구에서는 술을 마신 뒤 잠을 자면 알코올 분해가 느려진다는 사실이 밝혀졌다. 20대 남성 24명을 대상으로 체중 1kg당 0.75g의 알코올(체중 60kg인 사람에게 알코올 45g＝맥주 약 1L 상당)을 섭취하게 하고 4시간 잠을 잔 그룹과 4시간 동안 잠을 자지 않은 그룹의 호흡 알코올 농도를 조사한 결과, 잠을 잔 그룹의 호흡 알코올 농도가 잠을 자지 않은 그룹보다 두 배나 높았다.

이러한 결과가 나온 이유는 수면 중에 알코올을 흡수하는 장과 알코올을 분해하는 간의 활동이 저하되기 때문이라고 추측하고 있다.

"술을 마신 뒤 잠을 잤으니까 괜찮을 거라는 생각은 위험합니다. 술을 마신 후에 충분한 시간이 지나지 않았다면 운전을 해서는 안 됩니다."(히구치)

잠을 자고 나면 술이 깬다고 착각하는 이유는 단순히 잠을 자고 일어나면 개운해지기 때문인 듯하다. 전날에 술을 많이 마셨거나 늦은 시간까지 술을 마셨다면 다음 날 운전은 더욱 위험하다. 운전을 꼭 해야 한다면 충분한 시간이 지나고 나서 하는 것이 바람직하다.

근력 운동을 한 후,
술 마시면
안 되는 이유

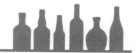

리쓰메이칸대학 교수_ 후지타 사토시

근육 합성률이 30% 줄어든다

근육이 건강에 중요한 역할을 한다는 사실이 최근 여러 연구를 통해 밝혀졌다. 나이를 먹으면 근육량이 서서히 줄어든다. 몸을 움직이지 않으면 다리와 허리가 약해져 나중에 침대 신세를 져야 할지도 모른다. 가능한 한 내 다리로 걸어 다니며 건강하게 살기 위해서는 특히 하반신을 단련해 근육량을 늘려야 한다. 근육량이 감소하면 당뇨나 심혈관 질환에 걸릴 위험이 커진다는 사실도 밝혀졌다. 질병 예방을 위해서라도 근력 운동을 해야 한다.

요즘은 남녀를 불문하고 근력 운동에 열을 올리는 시대다. 근육이 많으면 기초대사량이 높아져 살이 잘 찌지 않는 체질로 변한다. 이러한 이유로 체형을 유지하기 위해 헬스장에서 열심히 근력 운동을 하는 여성이 늘고 있다.

신종 코로나바이러스의 확산을 막기 위해 외출을 줄이고 집에서 근력 운동을 시작한 사람도 많을 듯하다. 예상한 대로 나도 그중 한 명이다. 가벼운 덤벨과 복근 롤러를 사들여 집에서 부지런히 근력 운동을 했더니 덕분에 아주 희미하게 세로 복근도 생겼다.

그러나 매일 근력 운동을 하고 단백질 보충제를 먹는데도 생각만큼 근육이 늘지 않는다. 내 주변의 애주가들도 나와 비슷한 고민을 털어놓는다. 근력 운동을 하는 방법이 잘못된 것일까? 아니면 술이 근육에 영향을 미치는 것일까? 그러고 보니 헬스 후에 맥주나 하이볼을 즐기는 애주가들이 많다.

이와 관련해 리쓰메이칸대학 스포츠건강과학부 후지타 사토시 교수에게 알코올과 근력 운동에는 어떤 상관관계가 있는지 물어보았다.

"근력 운동을 하고 나서 술을 마시면 안 되나요?"

"안타깝게도 **근력 운동을 하고 나서 알코올을 섭취하면 근육 합성률이 떨어집니다.** 그 사실을 보여주는 연구 결과도 있어요.[5] 혈중 알코올 농도는 천천히 내려가기 때문에 근력 운동을 하기 전에 술을 마신다고 한들 결과는 크게 다르지 않습니다."(후지타)

운동하고 나서 마시는 맥주나 하이볼만큼 맛있는 것이 없는데, 알코올과 근력 운동의 궁합이 나쁘다니 충격적이다. 왜 근력 운동을 하고 나서

▶ 근력 운동 후, 알코올 섭취와 근단백질 합성률

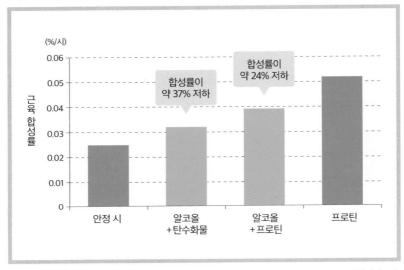

근력 운동을 한 후, 2~8시간 동안 이루어지는 근단백질 합성률을 나타낸 그래프다. 호주 RMIT대학에서 운동을 꾸준히 하고 심신이 건강한 8명(평균 연령 21.4세)을 대상으로 연구한 결과다.

출처: PLoS One. 2014 Feb 12;9(2):e88384.

술을 마시면 근육 합성률이 떨어질까?

"근력 운동을 하면 근육을 합성하는 생리 작용이 활발해집니다. 이때 근육 합성률을 높이는 **mTOR(엠토르)**라는 효소가 세포 내에 작용해 단백질 합성을 촉진합니다. mTOR를 활성화하려면 근력 운동 말고도 단백질을 섭취해 혈액 속의 아미노산 농도를 높이는 것이 효과적이라고 알려져 있죠. 하지만 근력 운동을 하고 나서 알코올을 섭취하면 mTOR의 작용이 억제되어 근육 합성률이 30%나 떨어진다는 연구 결과가 있습니다."(후지타)

후지타 박사가 보여준 연구 결과를 보면 일목요연하게 정리되어 있다. 호주 RMIT대학에서 실시한 이 연구에서는 운동한 뒤 ①프로틴만 섭취, ②알코올+프로틴 섭취, ③알코올+탄수화물 섭취, 이 세 가지 유형을 비교했다. 그 결과 ②알코올+프로틴 섭취 유형은 프로틴만 섭취한 사람보다 근육 합성률이 24% 감소했고, ③알코올+탄수화물 섭취 유형은 37%나 감소한 것으로 밝혀졌다.

땀을 뻘뻘 흘리며 열심히 근력 운동을 해도 그 후에 술을 마시면 효과가 확연히 떨어진다는 것이다. 그렇다면 아무리 근력 운동을 한들 몸에 근육이 생길 리 없다.

"근력 운동 후에 섭취하는 알코올은 여성보다 남성에게 더 큰 영향을 미칩니다. 술을 마시면 남성 호르몬의 일종인 테스토스테론의 분비가 억제되기 때문이죠. 테스토스테론은 근육 합성에도 관여하기 때문에 남성의 근육 합성률이 더 크게 떨어지는 것입니다."(후지타)

순간 여성에게는 영향이 적다는 줄 알고 기뻐했으나 그렇지 않은 모양이다.

"그렇다고 해서 여성은 안심하고 술을 마셔도 된다는 이야기가 아닙니다. 알코올은 여성의 근육 합성률도 떨어뜨린다고 알려져 있어요. 또 장기간에 걸친 잦은 과음이 건강에 해롭다는 사실에는 변함이 없습니다. 알코올이 건강에 미치는 영향을 가볍게 보아서는 안 됩니다."(후지타)

조금씩 천천히 마시면 괜찮을까?

앞서 나온 연구 결과를 보고 실험 대상자가 마신 알코올 섭취량이 궁금해졌다. 술을 얼마나 마셔야 근육 합성률에 영향을 미칠까?

"이 연구에서는 체중 1kg당 1.5g의 알코올을 섭취했는데 이는 꽤 많은 양입니다. 80kg인 실험 대상자가 120g의 알코올을 섭취한 것이죠. 보드카 60mL 4잔을 마신 것과 같은 양이니 아무리 생각해도 평소에 흔히 마시는 양이라고는 할 수 없습니다."(후지타)

그 말인즉슨 더 소량이라면 근육 합성에 미치는 영향도 적다는 뜻일까? 그리고 술의 종류에 따라서도 영향이 다를까?

"현재, 근육 합성률을 떨어뜨리지 않는 음주량이 얼마큼인지를 보여주는 연구 자료는 없습니다. 다만 앞서 언급한 연구 결과로 추측해보면 **근력 운동 후 충분한 시간이 지나고 나서 마시는 맥주(350mL) 1~2캔 정도로는 그리 영향이 크지 않을 거로 보입니다.**"(후지타)

근육 합성률이 가장 높은 시기는 근력 운동을 하고 난 직후이며, 시간이 지날수록 합성률이 차츰 떨어진다. 앞서 나온 연구도 2~8시간 지난 후에 나타나는 합성률을 조사한 것이다. 고로 충분한 시간을 두고 소량의 알코올을 섭취한다면 영향이 그리 크지 않을 듯하다.

"술 종류는 크게 상관이 없고 총 알코올 섭취량이 중요합니다. 따라서 식사와 함께 천천히 마실 수 있는 와인이나 알코올 도수가 낮은 술을 고르는 것이 좋습니다. 혈중 알코올 농도를 빠르게 올리지 않는 것이 관건입니다."(후지타)

아침에 근력 운동, 저녁에 맥주 한 잔

명확한 증거는 없으나 시간을 충분히 둔다면 350mL짜리 맥주 1~2캔 정도는 허용된다고 하니 근력 운동을 즐기는 애주가로서 조금은 안심이 된다. 안심했다고는 하나 한 가지 의문이 들어 후지타 박사에게 물어보았다.

"박사님은 근력 운동을 하고 나서 약주를 하시나요?"

"결국, 그 질문을 하시는군. (하하) 저는 운동은 아침에 하고, 거의 매일 밤 맥주 1캔(350mL)을 마십니다. 집에서는 그 이상 마시지 않아요. 아까도 말했듯이 근력 운동을 하고 나서 근육 합성률이 가장 활발한 시간은 1~2시간 이후입니다. 따라서 밤에 술을 마셔야 한다면 충분한 시간을 두기 위해 아침에 근력 운동을 하는 것이 가장 효율적이겠죠"(후지타)

아침 근력 운동이라니 아주 좋은 방법이다. 온라인 취재를 할 때, 컴퓨터 화면 너머로 보이는 후지타 박사의 탄탄한 몸을 보니 더욱 설득력 있게 느껴졌다. 밤에 맥주 한 캔을 마시는 것 말고 술을 마실 때 특별히 신경 쓰는 것은 없을까?

"공복에 술을 마시지 않도록 조심하고 있습니다. 알코올을 천천히 흡수시키고 혈중 알코올 농도를 급격하게 올리지 않기 위해서죠."(후지타)

혈중 알코올 농도가 갑자기 오르면 만취하거나 긴장이 풀려서 무심코 과음을 하게 된다. 과음으로 다음 날 숙취가 생기면 아침에 근력 운동을 하는 데 지장이 생길지도 모른다.

당장 아침 근력 운동을 실천하고 싶은 마음은 굴뚝같지만 한 가지 궁금한 점이 있다. 하루 중에 근력 운동을 하기 가장 좋은 시간대는 언제일까? 혹시나 아침 운동보다 저녁 운동이 효과가 더 크다면 망설여진다.

"근육 합성의 관점에서 보면 근력 운동을 하는 시간대는 크게 상관이 없습니다. 다만 고혈압 환자가 아침에 격한 운동을 하면 혈압이 크게 올라 뇌심혈관계 질환을 일으킬 위험이 있으니 조심해야 합니다."(후지타)

근력 운동을 하는 데 또 다른 비결이 있는지 물어보았다.

"운동을 습관으로 만드는 것이 가장 중요합니다. 저는 매일 아침 근력 운동 15분, 조깅 15분 총 30분간 운동을 합니다. 근력 운동을 할 때는 '오늘은 상반신', '오늘은 하반신' 이런 식으로 매일 부위를 바꾸어서 하면 질리지 않습니다. 근력 운동은 방법에 따라 주 2~3회만 해도 효과가 나타나지만, 내일로 미루지 않기 위해 매일 하고 있습니다."(후지타)

무엇보다 중요한 것은 '꾸준함'이다. 근력 운동의 효과가 미미한 사람은 음주량을 줄이거나 운동 시간을 바꾸어 보고, 술을 우선시해 운동을 미루고 있지는 않은지 살펴보기를 바란다.

술 취해도 집에 잘 찾아가는 이유는?

만취해서 기억을 잃은 경험은 누구나 있을 것이다. 나도 다음 날 아침, 2차로 간 술집에서 계산을 했는지 기억이 나질 않아 불안한 마음에 함께 마신 사람에게 정황을 물은 뒤, "멀쩡하게 돈도 냈고 대화도 했잖아"라는 말을 듣고 나서야 가슴을 쓸어내린 적이 한두 번이 아니다.

하지만 무슨 대화를 했는지 기억도 나질 않는데, 집에는 어떻게 찾아간 것일까? 그리고 어째서 취객들은 기이한 행동을 하는 것일까?

뇌에는 유해 물질을 차단하는 '혈액뇌관문'이 있다. 알코올은 이 관문을 거뜬히 통과해 뇌의 기능을 일시적으로 마비시킨다. 그러므로 갖가지 이상한 행동을 하는 것이다.

취하지 않았을 때는 뇌의 전두엽이 정상적으로 기능해 이성적인 행동을 한다. 하지만 술에 취하면 전두엽의 조절 기능이 저하되어 평소에는 하지 않을 법한 욕설을 하거나 비밀을 떠벌리기도 하고, 자기 자랑을 늘어놓기도 한다.

취기가 더욱 올라 소뇌가 마비되면 몸을 가누지 못하고 비틀댄다. 또 혀가 꼬이거나 스마트폰을 누르는 등 섬세한 동작을 제대로 하지 못한다. 소뇌는 평형 감각과 미세한 동작, 지각 정보를 담당하는데 이 기능이 저하되면 누가 보아도 취한 사람처럼 행동하게 된다.

그리고 알코올이 뇌의 해마에 영향을 주면 필름이 끊기거나 같은 이야기를 몇 번씩 하기도 한다. 해마는 단기 기억을 저장하고 그 기억을 장기 기억으로 바꾸는 역할을 한다. 따라서 해마의 기능이 저하되면 처음 접한 일을 기억하지 못하거나 같은 말을 반복하기도 하고, 돈을 낸 것조차 잊어버리는 것이다.

　하지만 그런 상태에서도 집에 잘 들어가는 이유는 장기 기억 덕분이다. 장기 기억은 뇌에 오랫동안 저장해둔 기억이다. 매일 지나다니던 귀갓길은 장기 기억으로 각인되어 있어서 술에 취해도 쉽게 기억해낼 수 있다. 의식이 거의 없는 상태에서도 집에 무사히 들어가는 이유는 이 때문이다. 반대로 익숙지 않은 길은 장기 기억에 저장되어 있지 않기 때문에, 여행지나 출장지에서 술에 취하면 호텔을 잘 찾지 못한다.

제 3 장

술을 마시면
암에 걸릴 위험이
얼마나
늘어날까?

RISK OF CANCER

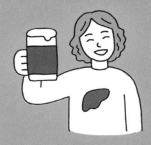

하루에 맥주 1캔*은
암 발병률을
얼마나 높일까?

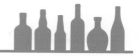

도쿄의과대학 의학부 교수_ 자이쓰 마사요시

'적당히' 마셔도 암 발병 위험이 커진다

일본인의 사망 원인 1위는 '**암**'이다.** 암에 걸리고 싶지 않은 마음은 누구나 마찬가지다. 암을 예방하기 위한 바람직한 음주 습관에는 어떤 것이 있을까?

과음으로 암 발병률이 증가할 거라는 사실은 쉽게 예상할 수 있다. 많은 양의 알코올을 분해하느라 간이 혹사당하면 간암 발병률도 높아질

---

* 맥주 500mL를 말하며, 알코올 20g으로 소주로는 소주잔 2.5잔이다.

** 한국인의 사망 원인 1위도 암이다.

것이다. 그 밖에도 식도암이나 대장암, 유방암에 걸릴 위험도 커진다.

하지만 **'적당한'** 음주로도 암 발병률이 높아지는지 궁금하다. 최근에는 술을 조금만 마셔도 건강에 해롭다는 이야기가 자주 거론된다. 과연 술을 '적당히' 마셔도 암 발병 위험이 커질까? 만약 위험도가 높아진다면 얼마나 높아질까?

2019년 12월, 도쿄대학에서 일본인을 대상으로 한 '저~중등도 음주가 간에 미치는 영향'을 평가한 논문을 발표했다.[1] 그 논문을 발표한 독쿄의과대학 의학부 공중위생학 교수 자이쓰 마사요시 박사(논문 발표 당시, 도쿄대학 대학원 의과계연구과 공중위생학 교수)와 이야기를 나누어보았다.

"이 연구를 하게 된 계기는 무엇인가요?"

"2018년 〈랜싯〉에 한 논문이 발표되면서[2] 소량의 음주도 인체에 위험하다는 사실이 알려졌습니다. 〈랜싯〉 논문의 연구 대상자는 195개국(또는 지역)에 사는 사람들입니다. 인종에 따라 체질이 다른 것은 물론 의료 환경과 같은 사회적 배경도 다르죠. 그래서 체질과 사회적 배경이 비슷한 일본인을 대상으로 소량의 음주가 인체에 미치는 위험도를 알아보기 위해 연구를 시작하게 되었습니다."(자이쓰)

그렇다. 같은 사람이라도 인종에 따라 체질이 다르다. 동양인은 서양인보다 알코올 분해 능력이 떨어진다고 알려져 있다. 그리고 일본인의 가장 큰 사망 원인이 암인 만큼 소량의 음주로도 암 발병률이 높아지는지 애주가라면 누구나 궁금할 것이다.

자이쓰 박사 연구팀은 일본 내 33개 지역의 산재지정병원에 입원한 환자들의 병력 데이터베이스를 이용해 '신규 암 환자' 6만 3232건의 증례와, '암에 걸리지 않은 환자' 6만 3232건의 증례를 비교해 경도~중등도 음주와 암 발병 위험을 추산한 '증례 대조 연구'를 실시했다. 이 연구에서는 연령, 성별, 진단 연도, 진단 병원 등을 정리해 비교했다.

대상자의 평균 연령은 69세로 남성이 65%, 여성이 35%였다. 병원에 입원할 때 1일 평균 음주량과 지금까지의 음주 기간(햇수)도 조사했다. 이 논문의 핵심은 음주 기간을 분석 대상에 넣었다는 점이다.

음주 기간을 알면 평소 마시는 음주량을 계속 유지했을 때 어떤 변화가 생기는지 알 수 있다. 이는 애주가들이 매우 궁금해하는 부분이다.

이 연구에서는 순수 알코올 23g(사케 1홉에 해당)*을 1단위로 한 1일 평균 음주량(단위)과 음주 기간(햇수)을 곱해 음주 지수(drink-year)를 구했다.

예를 들어, 매일 사케 1홉을 10년간 마셨다면 '10drink-year'가 된다. 매일 사케 2홉을 10년간 마셨다면 '20drink-year', 이를 20년간 지속했다면 '40drink-year'가 되는 것이다.

암 발병률이 언뜻 낮아 보여도…

이제 본론으로 넘어가 연구 결과를 살펴보자. 술을 조금씩 마신다면 암

---

* 이 책에서는 주로 사케를 기준으로 설명되어 있는데, 대략 맥주 500mL, 소주는 2.5잔으로 보면 된다.

발병 위험도는 얼마나 될까?

"일본인을 대상으로 조사한 이 연구에서는 경도~중등도 음주도 암 발병률을 높이는 것으로 나타났습니다. 술을 마시지 않는 사람은 암 발병 위험도가 가장 낮았고, 경도~중등도 음주를 하는 사람은 음주량이 늘어날수록 위험도가 높아졌습니다."(자이쓰)

또 순수 알코올 23g을 매일 10년간 마시면(10drink-year) 술을 전혀 마시지 않는 사람보다 암에 걸릴 위험이 **1.05배** 높아진다는 결과가 나왔다.

10년에 1.05배라…. 1일 순수 알코올 23g은 후생노동성에서 정한 '적정량'인 1일 20g에 가깝다. 즉, 건강을 생각해 술을 적당히 마셔도 암에 걸릴 위험이 커지는 것은 분명하다.

하지만 이 1.05배라는 수치를 어떻게 판단하면 좋을까? 1.05배는 위험도가 5% 증가한다는 뜻이다. 위험이 증가하는 것은 사실이지만 숫자만 보면 크게 위협적이지 않다. 아마 생각보다 낮다고 느끼는 사람도 있을 것이다.

"분명 숫자만 보면 적은 수치라고 생각할지도 모릅니다. 하지만 이 연구에서 도출한 1.05배라는 결과는 '1일 순수 알코올 23g을 10년간 유지'한다는 조건으로 산출한 것입니다. 마시는 양이 2배, 3배로 늘어나면 10년보다 짧은 시간에 암에 걸릴 위험이 커집니다. 또 이는 10년간 술을 계속 마신 경우의 값이므로 20년, 30년 넘게 마시면 그만큼 위험도가 훨씬 증가하겠죠. 절대 만만하게 봐서는 안 되는 수치입니다."(자이쓰)

음주량이 늘거나 음주 기간이 길어져 누적 음주량(drink-year)이 많아

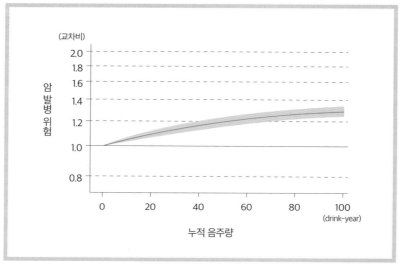

가로축은 1일 평균 음주량(순수 알코올 23g이 1단위)에 음주 기간(햇수)을 곱한 수다. 세로축은 술을 마시지 않는 사람에 비해 암에 걸릴 위험도를 나타낸다.

출처: Cancer. 2020; 126(5):1031-40.

지면 위의 그래프처럼 암 발병률이 증가한다.

예를 들어, 50세 전후인 사람이 20세부터 술을 마시기 시작했다면 음주 기간은 30년이다. 그리고 매일 사케 2홉(2단위)을 마셨다면 60drink-year이며, 암 발병 위험률은 약 1.2배(20%) 증가한다.

30년간 음주로 암 발병 위험률이 20%나 증가했으니 절대 가볍게 여길 수 있는 수치가 아니다. 소량의 술도 매일 마시면 암에 걸릴 위험이 현저하게 증가한다.

음주에 가장 영향을 많이 받는 암은?

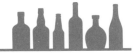

독쿄의과대학 의학부 교수_ 자이쓰 마사요시

암 발병 위험이 큰 부위는 '술이 지나가는 통로'

요즘은 2명 중 1명이 '**암**'에 걸리는 시대다. 우리가 즐겨 마시는 술도 암에 걸릴 위험을 높이는 요인 중 하나다.

2019년 말, 도쿄대학에서 발표한 논문[1]에는 소량의 음주도 암 발병 위험을 높인다고 나와 있다. 이 논문을 발표한 독쿄의과대학 의학부 자이쓰 마사요시 교수는 매일 사케 1홉(순수 알코올 23g)을 10년간 마시면 (10drink-year) 술을 전혀 마시지 않는 사람보다 암에 걸릴 위험이 1.05배 높아진다고 했다.

1.05배는 그리 위험해 보이지 않지만, 이는 매일 사케 1홉을 10년간 마

신 경우의 값으로 20년, 30년 넘게 마시면 암 발병 위험도는 점차 증가한다. 예를 들어, 매일 사케 2홉에 해당하는 술을 30년간 마시면 암에 걸릴 위험은 1.2배 이상 증가하므로 결코 가볍게 볼 수 있는 수치가 아니다.

더욱이 암에는 폐암, 위암, 간암 등 다양한 암이 있다는 사실도 간과해서는 안 된다. 음주에 크게 영향을 받는 부위와 그렇지 않은 부위가 있다는 점은 누구나 쉽게 유추할 수 있다. 과연 어떤 부위가 암에 걸릴 위험이 가장 클까? 다시 한번 자이쓰 박사에게 물어보았다.

"부위 별로 보면 암 발병 위험이 가장 큰 장기는 어디일까요?"

"암에 걸릴 위험이 가장 큰 부위는 **식도**입니다. 식도암 발병률은 10 drink-year의 경우 1.45배나 됩니다. 또 **구순암**과 **구강암**, **인두암**도 1.10배 높아진다는 연구 결과가 있습니다(인두는 구강과 식도 사이에 있는 기관). 음주로 암에 걸릴 위험이 큰 부위는 식도부터 위쪽에 있는 기관, 즉 '술이 지나가는 통로'라고 알려져 있는데, 이번 연구에서도 같은 결과가 나온 것이죠."(자이쓰)

이와 더불어 기관(氣管)과 인두를 잇는 '**후두**'에 암이 생길 위험도 1.22배로 높았다.

보충 설명을 덧붙이자면, 이 결과는 하루에 순수 알코올 23g 상당의 술을 10년간 마셨을 때(10drink-year)를 기준으로 한 데이터다. 음주 기간이 길어져 음주량이 늘어나면 거의 모든 부위에서 암 발병률이 증가한다. 가장 현저하게 발병률이 높아지는 식도암은 매일 알코올 23g 상당 술을 10년간(10drink-year) 마셨을 때 위험도가 1.45배였지만, 두 배를 30년간 마셨을 때는(60drink-year) 4배로 치솟았다.

술이 입으로 들어가 위에 도달하기까지의 통로가 음주의 영향을 가장 크게 받는다. 식도암의 발병 위험도가 현저하게 높은 이유도 이 때문이다.

술고래였던 지인이 식도암으로 세상을 떠났기 때문에 식도암은 특히나 걱정스럽다. 40~69세 남성 약 4만 5000명을 대상으로 한 일본 다목적 코호트 연구에서도 술을 자주 마시는 사람은 술을 마시지 않는 사람

▶ **각 부위별 암 발생 위험도(10drink-year의 경우)**

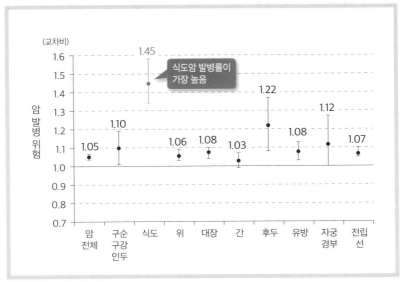

세로축은 술을 마시지 않은 사람과 비교한 암 발병 위험도(교차비, Odds ratio)다. 1일 알코올 1단위(순수 알코올 23g에 해당)를 10년간 마셨을 때(10drink-year)의 위험도를 나타낸다.

보다 식도암에 걸릴 위험이 크다고 밝혀졌다.[3]

또 **위암**(1.06배), **대장암**(1.08배)도 암 전체 위험도보다 약간 높았다. 여성인 나는 **유방암** 발병 위험도가 1.08배인 것도 마음에 걸렸다. 그 밖에도 **자궁경부암**(1.12배), **전립선암**(1.07배)도 발병 위험도가 높았다.

'음주량'이 문제, '종류'는 상관없다

소량의 음주로도 암에 걸릴 위험이 커진다는 사실은 분명히 알았다. 하지만 암 발병률을 최소한으로 낮출 수 있는 음주법은 없을까?

"암에 걸릴 위험을 줄이기 위해 양조주나 증류주로 주종을 바꾸는 건 효과가 있을까요?"

그렇게 묻자 자이쓰 박사는 '**총음주량**'이 가장 중요하다고 딱 잘라 말했다.

"알코올 자체가 발암 물질인 데다가 알코올 대사 과정에서 나오는 부산물인 아세트알데히드도 암의 원인이라고 밝혀졌습니다. 동양인은 유전적으로 아세트알데히드 분해 능력이 떨어지기 때문에 소량의 술에도 영향을 받기 쉽습니다. 그래서 음주를 시작한 해부터 지금까지 얼마나 알코올을 섭취했고, 암 발병 위험에 얼마나 노출되었는가가 중요합니다."(자이쓰)

어렴풋이 예상은 했지만 결국 음주량을 줄이는 방법밖에 없다는 것이다. 자이쓰 박사는 어깨가 축 처진 나에게 친절하게 조언해주었다.

"이 연구에서는 '소량의 술로도 암에 걸릴 위험이 있다. 마시지 않는 것이 가장 좋다'라고 결론지었지만, 실제로 애주가가 술을 완전히 끊기란 매우 어렵습니다. 그래도 이러한 연구 결과를 알고 있으면 모르는 것보다는 술에 대한 인식이 달라지겠죠. 하루 맥주 1캔 정도의 '적정량'을 목표로 음주량을 줄이는 것이 좋습니다. 총음주량에 신경 쓰고 지금 마시는 양보다 조금이라도 줄이는 것을 목표로 삼으세요."(자이쓰)

자이쓰 박사는 음주 습관을 되돌아보라고 조언한다. 음주가 습관이 되어 그다지 마시고 싶지 않은데도 술을 입에 대는 애주가들이 많다. 저녁이 되면 당연한 듯 맥주 캔을 따고 목욕하고 나서 물 대신 칵테일 음료를 마시고, 퇴근길에는 편의점에 들러 술을 산다.

"먼저 이런 '습관적인 음주'를 고쳐야 합니다. 처음에는 주에 하루라도 좋으니 간이 휴식하는 날을 만들어보세요. 그리고 평생 마시는 술의 양은 정해져 있다고 생각해보세요. 술을 마시지 않는 날에는 '저금'을 한다고 생각하고 '음주 수명'을 늘리는 방법을 고민해보는 겁니다" 하고 자이쓰 박사는 제안했다.

물론 술을 하루 쉬고 그다음 날 몰아서 마시면 소용이 없다. 술을 스트레스 해소용이나 수면제 대용으로 마시는 것도 삼가야 한다. 그 밖에도 자이쓰 박사가 평소 조심하는 것은 무엇인지 물어보았다.

"술과 함께 물을 마시면 혈중 알코올 농도가 급격하게 오르는 것을 막아주고, 알코올로 인한 탈수를 예방해줍니다. 술을 천천히 마시고 안주를 함께 먹는 것도 좋은 방법입니다."

술은 왜
대장암의 위험을
높일까?

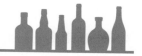

고베가쿠인대학 교수_ 오히라 히데오

알코올은 대장에 도달하지도 않는데…

하루에 맥주 1캔만 마셔도 암 발병 위험도가 높아진다. 2019년 말, 도쿄
대학에서 발표한 논문[1]에서는 일본인은 소량의 음주로도 암에 걸릴 위
험이 커진다고 보고하고 있다.

부위별로 보면 특히 위험도가 높은 암은 '식도암', '구순암, 구강암, 인
두암' 등 술이 지나가는 통로에 생기는 암이다. 그 밖에도 주의해야 할
암이 있다. 바로 '**대장암**'이다.

실제로 최근 통계에서 새로 암을 진단받은 환자 수인 '암 이환 수'를
살펴보았더니 남녀 모두 합쳐 1위가 대장암이었다.[4] 대장암으로 사망한

사람도 증가했다. 대장암 사망자 수는 연간 5만 명을 넘었으며 남녀를 통틀어 2위를 차지했다.*

음주는 대장암에 걸릴 위험을 높이기 때문에 애주가들은 특히 주의해야 한다. 대장암에 정통한 고베가쿠인대학 영양학부 교수 오히라 히데오 박사에게 궁금한 점을 물어보았다.

"애초에 왜 술이 대장암이 생기는 원인이 되는 것일까요?"

"알코올이 대장암 발병률을 높이는 메커니즘은 아직 정확하게 밝혀지지 않았습니다. 왜냐하면, **알코올은 위와 소장에서 흡수되어 대장까지는 거의 도달하지 않기 때문입니다.** 그런데 알코올이 대장암에 걸릴 위험을 높인다니 이상하지 않나요?"(오히라)

듣고 보니 그렇다. 술을 마시면 알코올의 5%는 위에서 흡수되고, 나머지 95%는 소장에서 흡수된다. 그렇다면 왜 음주가 대장암의 원인이 되는 것일까?

"실험 데이터를 보면 알코올은 체내에서 대사되기까지 혈액을 통해 온몸을 돌아다닙니다. 즉, 모세혈관이라는 길을 통해 대장에도 알코올이 도달한다는 것이죠. 음주로 대장암에 걸릴 위험이 커지는 원인에는 이러한 이유도 있을 겁니다."(오히라)

그렇다면 유방암 발병률이 높아지는 이유도 설명할 수 있다.

---

* 2019년 한국에서 가장 많이 발생한 암은 갑상선암이며, 이어서 폐암, 위암, 대장암, 유방암, 전립선암, 간암 순이다. 대장암은 네 번째로 많이 발생하는 암이지만, 폐암·간암 다음으로 암 사망원인 3위다. 2019년 통계청 '암으로 인한 사망률' 자료에 따르면, 인구 10만 명당 17.5명이 대장암으로 사망했다.

"알코올은 마지막으로 간이나 근육에서 대사되는데 그 과정에서 **산화스트레스**'가 발생합니다. 우리 연구팀이 실시한 쥐 실험 결과를 보면 알코올의 양이 많아질수록, 더 나아가 알코올 섭취 기간이 길어질수록 산화스트레스가 장에 악영향을 미친다는 사실을 알 수 있습니다.[5] 알코올을 과도하게 장기간 섭취하면 산화스트레스에 계속 노출되어 장내 환경의 균형이 깨진다는 설이 성립되는 것이죠."(오히라)

술을 많이 마시면 장내 환경이 변한다

산화스트레스는 암을 유발할 뿐만 아니라 노화를 촉진하고, 알츠하이머병을 일으킨다고 해 여러모로 골칫거리다. 그 밖에도 음주로 발생한 산화스트레스가 장내 환경에 영향을 미친다는 사실을 보여주는 실험이 있어 이에 관해서도 알아보았다.

"저와 공동 연구를 한 도호쿠대학 나카야마 도오루 교수팀은 알코올 의존증 환자의 대변을 조사했습니다.[6] 그 결과, 알코올 의존증 환자의 장내 환경은 루미노코쿠스, 비피두스균과 같은 편성 혐기성균(산소와 접촉하면 생존할 수 없는 균으로 인간의 장에 사는 99%의 균이 이에 해당한다)이 건강한 사람보다 눈에 띄게 적다는 것을 알 수 있었습니다. 다시 말해 장기간에 걸친 과음은 장내 세균의 균형을 무너뜨린다고 볼 수 있어요."(오히라)

편성 혐기성균이 알코올로 발생한 산화스트레스에 노출되면 어떤 해를 입을지도 상상이 간다. 장내 환경의 균형은 대사증후군이나 생활습관병, 인지 저하증과도 관련이 있다고 최근 연구에서 밝혀졌다. 알코올 의존증까지 가지 않더라도 장기간 과음을 하면 장내 세균에 악영향을 미칠 가능성이 크다.

"장내 환경을 지키려면 과음하지 않는 것은 물론이고 채소와 곡물 위주의 전통 식단을 꾸리는 것이 좋습니다. 현미, 채소, 버섯, 과일 등을 균형 있게 섭취하고 육류보다 생선을 섭취하세요. 안주는 미역 초무침이나 낫토, 삶은 풋콩도 좋습니다. 지방이 많은 식사는 피하셔야 합니다"라고 오히라 박사는 말했다. 당장 실천해보아야겠다.

16만 명
조사 데이터로 밝혀진
유방암 발병률

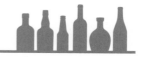

아이치현 암센터_ 마쓰오 케타로

음주는 여성의 유방암 발병률을 높인다

얼마 전에 지자체에서 부담하는 유방암 검진을 받았다. 촉진을 받을 때
의사가 오른쪽 가슴을 확인하더니 이상하다는 표정을 짓기에 유방 촬영
(Mammography) 결과가 나오기까지 가슴을 졸였다.

다행히 별다른 이상이 없어서 한시름 놓았지만, 유방암 검진을 할 때
마다 매번 긴장한다. **음주는 유방암에 걸릴 위험을 높이기 때문**이다.

하지만 지금까지 음주와 유방암의 관계를 밝힌 연구는 대부분 서양인
여성을 대상으로 한 것이었다. 서양인 여성과 아시아인 여성은 음주 습
관도 체질도 다르다.

이를 보완하기 위해 아이치현 암센터를 비롯한 여러 기관은 일본인 여성 약 16만 명을 대상으로 진행한 대규모 연구 결과를 발표했다.[7] 그 연구 결과에 따르면 일본인 여성의 암 발병률이 증가하는 데에는 완경 전 음주 빈도와 1일 음주량이 영향을 미치는 것으로 나타났다.

이는 예사로운 일이 아니다. 자세한 이유를 들어보기 위해 아이치현 암센터 암예방연구부장 마쓰오 케타로 박사를 찾아가 보았다.

"일본인 여성 약 16만 명을 대상으로 한 이번 연구에는 어떤 배경이 있나요?"

"지금까지 유방암과 음주의 상관관계를 밝힌 연구는 많았지만, 일본인을 비롯한 아시아인을 대상으로 한 연구 자료는 충분하지 않았습니다. 그래서 아이치현 암센터, 일본 국립암연구센터 다목적 코호트 연구단, 문부과학성 JACC 스터디 등이 실시한 코호트 연구 8건을 정리해 분석했습니다. 이때 BMI(체질량지수, 계산식은 체중(kg)÷{신장(m)×신장(m)}이다), 초경 연령, 여성 호르몬제 사용 여부, 출산 여부와 같은 조건을 더해 완경 전과 완경 후 그룹으로 나누어 유방암과 음주 빈도, 음주량의 연관성을 조사했습니다."(마쓰오)

코호트 연구는 분석역학에서 사용하는 방법으로 특정 요인을 가진 집단과 특정 요인이 없는 집단을 일정 기간 추적하고, 두 그룹의 유병률을 비교해 질병의 원인을 조사하는 것이다.

1일 음주량은 순수 알코올로 환산해 '전혀 마시지 않음(0g)', '11.5g 미만', '11.5g~23g 미만', '23g 이상'으로 나누었다. 음주 빈도는 '현재는 마시지 않음(과거 음주 경험 있음도 포함)', '주 1회 이하', '주 1회 이상~4회 이하', '주 5회 이상' 각각 4그룹으로 나누어 조사했다. 과연 그 결과는 어떻게 나왔을까?

"약 16만 명을 평균 14년에 걸쳐 조사한 결과 2208명이 유방암에 걸렸습니다. 2208명 중 235명은 완경 전이었고 1934명은 완경 후였습니다. 연구 분석으로 가장 먼저 분명해진 점은 완경 전 여성은 음주 빈도가 높을수록 유방암 발병률이 올라간다는 사실입니다. 유방암 발병 위험은 술을 전혀 마시지 않는 사람보다 **주 5일 이상 마시는 사람이 1.37배**나 높았습니다. 또 음주량으로 비교해보아도 **하루에 알코올 23g 이상 마시는 사람은 마시지 않는 사람에 비해 1.74배**나 높은 수치를 보였습니다."(마쓰오)

이렇듯 완경 전인 일본인 여성은 음주 횟수가 많거나 음주량이 많을수록 유방암에 걸릴 위험이 커진다는 사실이 밝혀졌다. 그렇다면 완경 후는 어떨까?

"반면에 완경 후 유방암과 음주의 관계를 같은 조건에서 분석해보면 주 5일 이상 술을 마시는 사람은 1.11배, 하루에 알코올을 23g 이상 섭취하는 사람은 1.18배로 크게 늘지 않아 통계상으로 유의미한 관계는 인정되지 않았습니다."(마쓰오)

아직 밝혀지지 않은 음주와 에스트로겐 증가의 관계

순수 알코올 환산으로 23g은 맥주 500mL 정도에 해당한다. 애주가에게는 식전술이라고도 할 수 없는 양이다. 이렇게 적은 양도 매일 마시면 유방암에 걸릴 위험이 1.74배나 높아진다고 한다(완경 전일 경우).

간이 쉬는 날은 주 이틀 정도면 충분하다고 제멋대로 생각했는데 '간이 쉬는 날을 더 늘려야 하는 걸까?' 하는 불안에 휩싸였다. 애초에 음주는 어째서 유방암에 걸릴 위험을 높이는 것일까?

"술은 여성 호르몬인 **에스트로겐**의 양을 늘린다는 사실이 밝혀졌습니다. 유방암과 에스트로겐은 밀접한 관계가 있어서 에스트로겐이 분비되는 기간이 길거나 에스트로겐 분비량이 많을수록 유방암 발병률이 높아진다고 알려져 있습니다. 에스트로겐이 유방암 세포 안에 있는 에스트로겐 수용체와 결합해 암세포의 증식을 촉진하기 때문이죠."(마쓰오)

음주로 에스트로겐이 증가하는 메커니즘은 아직 분명하게 밝혀지지 않았다. 다만 에스트로겐을 합성하는 아로마타아제(Aromatase)라는 효소가 알코올의 영향으로 활성화된다는 사실로 미루어보아 술을 마시면 아로마타아제가 활성화되어 에스트로겐의 생산량이 늘어나는 것으로 추측한다.

음주로 에스트로겐 분비량이 늘어날 줄은 생각지도 못했다. '에스트로겐 분비량이 늘어난다'라는 부분만 보면 피부를 윤기 나게 하거나 모발을 굵게 해 주는 긍정적인 영향을 떠올리기 쉽지만, 유방암을 생각하면 그리 기뻐할 일이 아니다.

마쓰오 박사의 말에 따르면 일본에서 유방암 발병률이 예전보다 높아진 이유는 초경 연령이 낮아진 것과 더불어 여성의 사회 진출이 활발해져 비출산 여성이 늘어난 사회적 배경과도 관련이 깊다고 한다.

초경 연령이 낮아지면 그만큼 에스트로겐에 노출되는 기간이 길어진다. 또 출산 후에는 잠시 에스트로겐 분비가 억제되므로 출산 횟수가 많을수록 유방암에 걸릴 위험이 적다.

또 하나 궁금한 점은 완경 후에는 음주와 유방암 발병률 사이에 유의미한 연관성이 보이지 않는다는 것이다. 그 이유는 무엇일까?

"일본인 여성을 조사한 결과, 완경 후 음주와 유방암 발병률 사이에 유의미한 연관성이 발견되지 않은 이유는 '**비만율**' 때문입니다. 완경 후 에스트로겐은 난소가 아니라 주로 **피하지방**에서 만들어집니다. 서양인보다 비만율이 낮은 일본인은 애초에 피하지방에서 만들어지는 에스트로겐이 적기 때문에 음주로 에스트로겐이 증가하는 양도 적을 수밖에 없습니다. 따라서 유방암에 미치는 영향이 크지 않은 것으로 보입니다."(마쓰오)

중년 이후에는 주름이 두드러지지 않도록 살짝 통통한 게 낫다고 멋대로 변명해 왔지만 역시 무엇이든지 적당한 것이 좋다. 마쓰오 박사의 말에 따르면 비만도를 나타내는 BMI 지수가 25 이상이면 유방암에 걸릴 위험이 커진다고 한다. 유방암을 미리 예방하려면 음주량과 음주 횟수뿐만 아니라 체중 조절에도 신경 써야 한다.

유방암 발병 위험을
낮추는
음주법과 술안주

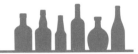

아이치현 암센터_ 마쓰오 케타로

유방암은 젊은 환자가 많은 암

완경 전인 여성은 음주 횟수와 음주량이 늘어날수록 유방암에 걸릴 위험이 커진다. 아이치현 암센터가 일본인 여성 약 16만 명을 조사한 대규모 연구에서 밝혀진 사실이다.

아이치현 암센터 암예방연구부장 마쓰오 케타로 박사는 일반적으로 암이라고 하면 고령자의 발병률이 높다고 생각하지만, **유방암은 비교적 젊은 사람의 발병률이 높은 암**이라고 한다.

일본의 암 환자 데이터를 보면 유방암 연령별 발병률(2018년)은 다음 페이지 그래프와 같다.[8]

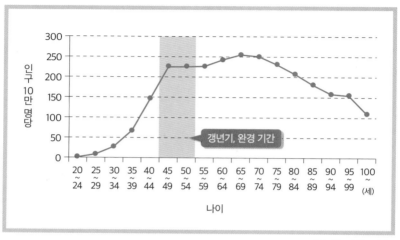

▶ 유방암 연령별 발병률(2018년)

출처: 일본 암 환자 데이터

일본인은 평균 50세쯤에 완경을 하고 그 전후로 10년, 즉 45~55세쯤에 갱년기를 겪는다. 그러나 유방암 발병률 그래프를 보면 완경 전 40세이후부터 눈에 띄게 수치가 오르는 것을 알 수 있다.

여성 질환인 유방암은 역시나 무섭고 되도록 피하고 싶지만, 애주가인 나는 이 결과를 보고도 여전히 금주를 결심할 수 없다. 그래서 유방암을 예방할 수 있는 음주법은 없는지 물어보았다.

"저도 애주가의 심정을 알기 때문에 술을 끊으라고 말하기는 어려워요. 하지만 완경 전 여성 중 주 5회 이상 술을 마시는 사람은 술을 전혀마시지 않는 여성보다 1.37배나 유방암 발병률이 높았고, 하루에 23g(순수 알코올 환산) 이상 마시는 사람은 발병 위험이 1.74배나 커진다는 결과

가 나왔습니다. 이를 통해 술은 유방암을 일으키는 요인이라는 사실을 알 수 있습니다."(마쓰오)

자세히 말하면 양 또는 횟수 중 타협할 수 있는 쪽을 선택해 스스로 조절하는 노력이 필요하다. 하루에 알코올 23g 이상 마시는 사람은 유방암 발병 위험도가 1.74배 증가하므로 음주량을 줄인다면 이보다 적은 양을 목표로 해야 한다. 후생노동성이 발표한 '음주 가이드라인'에 따르면 적당한 음주량은 '1일 평균 약 20g'이며, 여성은 이 양의 절반이나 3분의 2가 적당하다고 한다.[9] 그래도 더 마시고 싶다면 횟수를 줄여야 한다. 주중에 간이 휴식하는 날을 두면 1일 20g을 넘기는 날이 있어도 괜찮다. 다만 그렇다고 하더라도 주 150g 정도선에서 조절하는 것이 바람직하다.

나는 이 취재를 계기로 음주량을 가능한 한 정확하게 파악하려고 노력하고 있다. 사케는 1홉이 딱 맞게 들어가는 잔으로 마신다. 눈대중으로 어림잡으면 취한 기세를 몰아 '딱 한 잔만 더 마셔도 되겠지?' 하고 무심결에 안이한 생각이 드는데, 이 방법을 쓰면 과음을 막을 수 있다. 맥주는 하루에 큰 캔으로 1캔만 마시기로 했다.

횟수는 이리저리 시도해본 끝에 나만의 규칙을 정해 주말에만 술을 마시고 주 5일은 간이 휴식하는 날로 정했다. 그 대신 평일에는 **무알코올 맥주**를 마신다. 처음에는 만족감이 들지 않아 허전했지만 사흘이 지나자 조금씩 익숙해졌다.

주말에 술을 마실 때도 무알코올 맥주로 목을 축이고 나서 술을 마시면 과음을 막을 수 있다는 사실을 깨달았다. 주말 이틀 동안의 총음주량은 사케로 계산했을 때 4홉짜리 1병 정도다. 1주일로 보면 적당한 양이라고 할 수 있다.

'대두'에 유방암 발병률을 낮추는 효과가!

음주량과 음주 빈도를 파악하고 나서 그다음으로 알아두어야 할 것은 술과 함께 먹는 안주다. 유방암 발병률을 낮추는 효과가 입증된 안주는 없을까?

"있습니다. 바로 **대두**입니다. 일본 국립암연구센터의 '암 발병 위험 · 예방요인 평가 일람'에도 나와 있듯이 대두는 식품 중에서 유방암 발병률을 줄이는 데 가장 탁월한 음식입니다."[10] (마쓰오)

대두는 풋콩, 낫토, 두부, 두부 튀김, 콩나물 등 술안주로 잘 어울리는 식품이다. 게다가 칼로리는 낮고 단백질이 풍부해서 비만을 예방하는 효과도 있다.

하지만 대두에 들어 있는 폴리페놀의 일종인 **이소플라본**이 걱정스럽다. 이소플라본은 주요 여성 호르몬인 에스트로겐과 비슷한 작용을 한다고 알려져 있다. 그런데 유방암은 에스트로겐에 노출되는 기간이 길어지거나 에스트로겐의 양이 많을수록 발병률이 높아진다고 들었다. 이소플라본을 섭취해도 괜찮은 걸까?

"에스트로겐과 비슷한 작용을 하는 이소플라본은 화학 구조도 에스트로겐과 유사합니다. 이소플라본은 체내 호르몬을 받아들이는 '여성 호르몬 수용체'와 결합해 에스트로겐이 특정 수용체와 결합하는 것을 방해합니다. 따라서 에스트로겐의 작용을 억제해 유방암 발병을 막거나 진행을 늦추는 것으로 알려져 있어요. 이소플라본이 든 음식은 특히 여성 호르몬 분비량이 심하게 요동치는 완경 전 여성에게 꼭 섭취하라고 권하고 싶습니다."(마쓰오)

이는 마치 애주가 여성들에게 구세주와도 같은 말이다. 영양제로 나오는 이소플라본을 활용해도 좋을 듯하다.

"영양제로 섭취해도 될까요?"

"영양제는 어디까지나 보조제로 생각해주세요. 영양제 섭취를 반대하지는 않지만, 몸에 좋다고 해서 지나치게 많이 먹는 것은 좋지 않습니다. 식품으로 과다 섭취하는 경우는 별로 없지만, 영양제는 과도하게 많이 먹을 위험이 있어요. 술과 마찬가지로 적당히 먹어야 합니다."(마쓰오)

역시 그렇다. 아무리 몸에 좋다고 해도 많이 먹을수록 좋은 것은 아니다. 참고로 최근에는 장내 세균으로 대두 이소플라본에 함유된 다이드제인을 분해해서 만든 영양제도 있다. 이 영양제도 이소플라본 영양제와 마찬가지로 보조제로 생각하는 것이 바람직하다고 한다. 대두로 만든 음식을 좀처럼 챙겨 먹기 힘들 때 자신의 몸 상태에 맞추어 현명하게 섭취하자.

그 외에도 가벼운 술안주로는 풋콩을 비롯한 '치즈'가 인기다. 그런데 일부 주간지나 인터넷 기사를 보면 '치즈 같은 유제품은 유방암 발병률을 높인다'라는 정보가 자주 눈에 띈다. 실제로는 어떨까?

"앞서 말한 국립암연구센터의 '암 발병 위험·예방요인 평가 일람'을 보면 우유와 유제품은 '데이터 불충분'이라는 평가를 받았습니다. 일본 인이 연간 섭취하는 유제품 양은 서양인이 먹는 양보다 훨씬 적기 때문 에 이러한 평가를 받은 것으로 보입니다. 그러니 가끔 술안주로 치즈를 1~2조각 먹는 정도로는 큰 영향이 없으니 그리 걱정하지 않아도 됩니 다."(마쓰오)

완경 후에는 '비만'을 조심하라

안주를 먹을 때는 체중이 지나치게 불어나지 않도록 주의해야 한다. **비 만**은 완경 전 여성의 유방암 발병률을 높일 가능성이 있고(BMI 30 이상), 완경 후에는 현저하게 발병 위험도를 높인다고 알려져 있다.[10]

튀김 등 고칼로리 안주를 너무 많이 먹지 않도록 주의하고, 술을 마신 뒤 해장 라면은 아주 가끔만 먹어야 한다. 암 발병률을 낮추기 위해 운 동을 꾸준히 하면서 음식을 절제하는 습관도 기르는 편이 좋다.

생리불순 또는 갱년기 질환을 치료하기 위해 **저용량 피임약**을 복용하거 나 **여성 호르몬 보충 요법**을 받는 사람은 '에스트로겐이 유방암과 관련 깊 다'라는 말을 듣고 매우 신경 쓰일 것이다. 이에 관해 마쓰오 박사에게 물어보았다.

"솔직히 위험성이 전혀 없다고는 말할 수 없습니다. 득이 있으면 실도 있는 법이죠. 다만 초기에 나온 피임약과는 달리 요즘 처방되고 있는 약에는 에스트로겐뿐만 아니라 황체 호르몬도 포함되어 있어요. 따라서 그만큼 에스트로겐 양이 적게 들어 있어서 위험성은 낮습니다. 저용량 피임약도 술과 마찬가지로 위험성이 전혀 없지 않다는 사실을 숙지하고, 정기적으로 유방암 검진을 받는 것이 좋습니다."(마쓰오)

나도 이른 갱년기를 치료하기 위해 벌써 15년 가까이 저용량 피임약과 갱년기 치료제를 복용해왔으나 지금까지 별다른 부작용은 없었다. 이런 호르몬제의 위험성을 염두에 두면서 갱년기의 불편한 증상을 개선했고 1년에 한 번 유방암 검진도 받고 있다.

"암 중에서도 특히 유방암은 조기 발견하면 생존율이 높습니다. 또 발견이 빠르면 빠를수록 수술로 절제해야 하는 부위도 최소한으로 줄어들죠. 유방암은 40대부터 발병률이 급격하게 증가하고 그 후로 꾸준히 높은 발병률을 유지합니다. 즉, 40대 이후부터는 나이를 불문하고 유방암에 걸릴 위험이 있다는 사실을 인지하고, 정기적으로 검진을 받는 것이 좋습니다."(마쓰오)

마쓰오 박사가 말했듯이 정기 검진이야말로 조기 발견의 지름길이다.

올바른 습관으로 암 발병 위험을 낮추자

일본 국립암연구센터에서는 암과 생활 습관의 인과 관계를 조사해 '암 발병 위험·예방요인 평가 일람'[10]을 홈페이지에 공개했다. 이 평가 일람은 암 발병 위험을 '데이터 불충분 → 가능성 있음 → 거의 확실 → 확실'로 나누어 순서대로 정리했으며, 과학적 근거를 바탕으로 해 신뢰도가 높다.

잦은 음주로 암에 걸릴 위험이 '확실'한 암은 전신암 외에도 식도암, 간암, 대장암이다. 유방암은 '가능성 있음'이다.

흡연은 거의 모든 부위의 암 발병률을 높이는 요인으로 전신암을 비롯한 폐

▶ 암의 종류와 발병 위험

	전신	폐	간	위	대장		유방	식도	췌장
					결장	직장			
흡연	확실	확실	확실	확실	확실		가능성 있음	확실	확실
간접 흡연	–	확실	–	–	–		가능성 있음	–	–
음주	확실	–	확실	–	확실		가능성 있음	확실	–
비만	가능성 있음	–	확실	–	거의 확실		[완경 전] 가능성 있음 (BMI 30 이상) [완경 후] 확실	–	[남] 가능성 있음 [여] –
운동	–	–			거의 확실↓	거의 확실↓	가능성 있음↓		

국립암연구센터가 정리한 '암 발병 위험·예방요인 평가 일람'. '–'는 데이터 불충분

암, 간암, 위암, 대장암, 식도암, 췌장암, 자궁경부암, 두경부암, 방광암에 걸릴 위험을 '확실'하게 높이는 것으로 평가되었다.

비만도 암 발병률을 높이는 요인이다. 비만일 경우, 간암과 완경 후 유방암에 걸릴 위험이 '확실'이었고, 대장암은 '거의 확실'로 평가되었다.

암 발병률을 낮추는 요인도 평가했다. 예를 들어, 운동은 대장암의 위험을 '거의 확실'하게 낮추었고, 유방암은 '가능성 있음'이었다. 비록 운동이 귀찮긴 하지만 꾸준히 하면 암 예방 효과를 톡톡히 볼 수 있다.

이렇듯 생활 습관에 따라 암 발병률이 높아지기도 하고 낮아지기도 한다. 술을 건강하게 오래 즐기려면 금연과 다이어트는 물론 꾸준한 운동으로 암 발병 위험을 줄여야 한다.

그러나 운동과 금연, 다이어트를 한다고 해서 음주로 인한 암 발병 위험이 사라지는 것은 아니다. 그래도 좋아하는 술을 마시기 위해 노력할 수 있는 일을 실천해보자.

제 4 장

애주가의
숙명,
역류성 식도염

FATE OF THE DRUNKARD

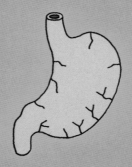

'레몬술'은
위산 역류를
일으킨다?

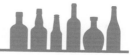

국립국제의료연구센터병원_ 아키야마 준이치

역류성 식도염은 애주가의 고질병인가?

위내시경검사를 받았을 때 의사에게 이런 말을 들었다.

"**역류성 식도염**이군요. 명치가 쓰리거나 아픈 증상은 없나요?"

확실히 과식하고 나면 명치가 조금 쓰린 증상은 있었지만 대수롭지 않게 여겼다. 게다가 5년 전에 내시경검사를 받았을 때는 별다른 말을 듣지 못했기 때문에 너무나도 의외였다.

다행히 가벼운 증세라 치료할 필요는 없다고 했지만 불안이 가시질 않았다. 이 이야기를 SNS에 올렸더니 "저도 역류성 식도염을 앓고 있어요!"라는 애주가들의 댓글이 폭주했다.

어쩌면 역류성 식도염은 애주가의 '고질병'일지도 모른다. 그러고 보니 역류성 식도염이 식도암으로 진행되어 세상을 떠난 지인도 많지는 않지만 몇 명 있다. 역시 술이 위산을 역류시키는 것일까? 국립국제의료연구센터병원 소화기내과 진료과장 아키야마 준이치 박사에게 물어보았다.

"먼저 결론이 궁금한데 술을 많이 마시는 사람은 역류성 식도염에 걸리기 쉽나요?"

"맞습니다. 그럴 가능성이 매우 큽니다. 알코올이 위산 역류를 일으키기 때문이죠."(아키야마)

역시 그랬다. 병원에서 받은 역류성 식도염 안내 책자에도 나와 있었지만, 다시 한번 확인하고 싶었다. 그렇다면 역류성 식도염은 어떤 질병일까?

"역류성 식도염의 정식 명칭은 **위식도 역류질환**(GERD)이고, 위액과 위에 있는 음식물이 식도로 역류하는 병을 말합니다. 주요 증상은 명치 끝이 타들어 가듯이 아픈 가슴 쓰림, 신물이 올라오는 **생목 오름**, **신트림**, **체기** 등이 있습니다."(아키야마)

위식도 역류질환에는 두 가지 유형이 있다. 그중 하나가 역류성 식도염이며, 이는 식도에 염증이 나타나는 병이다. 또 하나는 식도에 염증이 보이지 않는 **비미란성 위식도 역류질환**(NERD)이다.

"위식도 역류질환 중 40%가 역류성 식도염이고, 나머지 60%는 비미란성 위식도 역류질환입니다. 역류성 식도염은 염증의 정도에 따라 네 가지 등급으로 나뉩니다. 한편 비미란성 위식도 역류질환은 내시경으로

▶ 위식도 역류질환의 분류

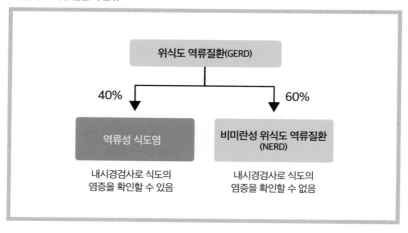

▶ 역류성 식도염의 등급과 비율

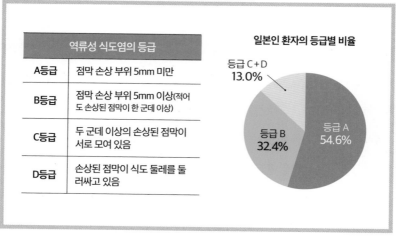

오른쪽 원그래프 출처: J Gastroenterol. 2009;44(6):518-534.

보아도 염증인 점막 손상을 확인할 수 없어요. 식도에 염증은 없지만 가벼운 역류나 신경과민으로 가슴 쓰림을 호소하기도 합니다."(아키야마)

"역류성 식도염은 증상에 따라 등급이 나뉩니다. 빨갛게 손상된 점막이 5mm 이내라면 A등급, 5mm 이상이면 B등급입니다. 또 손상된 점막 여러 군데가 서로 모여 있으면 C등급, 손상 부위가 식도 둘레의 약 75% 이상이면 D등급으로 분류합니다. 다만 맞은 편 아래의 원그래프를 보면 알 수 있듯이 전체의 90%가량이 치료가 필요 없는 경증인 A등급과 B등급입니다.[1]"(아키야마)

대부분 경증이라는 말을 들으니 조금 안심이 된다. 하지만 치료가 필요한 등급으로 악화되지 않도록 조심해야 한다.

알코올이 '하부 식도 괄약근'을 느슨하게 한다

애주가들이 역류성 식도염에 걸리는 이유는 무엇일까? 식도에 염증을 일으키는 위산과 음식물은 왜 역류하는 것일까?

"위산이나 음식물이 역류하는 주된 이유는 위와 식도를 잇는 '**들문**'에서 역류 방지 밸브 역할을 하는 '**괄약근**'이 제 기능을 하지 못하기 때문입니다. 이 부위를 '**하부 식도 괄약근(LES)**'이라고 합니다. 보통 음식물이 들어오면 들문이 열리고 다른 문들은 닫혀서 위산이나 음식물이 역류하지 않습니다. 하지만 여러 가지 원인으로 괄약근의 움직임이 둔해지면 역류가 일어납니다."(아키야마)

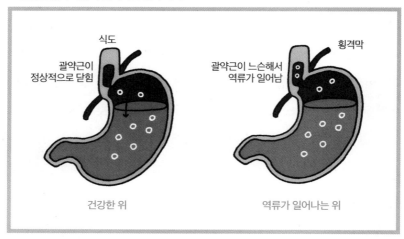

위와 식도 사이에 있는 '괄약근'의 기능이 떨어져 느슨해지면, 위산이나 음식물이 역류한다.

그렇다면 알코올이 역류성 식도염을 일으키는 원인은 무엇일까?

"알코올 자체가 하부 식도 괄약근을 느슨하게 만듭니다. 특히 맥주나 스파클링 와인, 하이볼처럼 **탄산**이 포함된 알코올은 위가 팽창해 트림이 나오기 쉬우므로 주의해야 합니다. 또 감귤류나 신 과일도 위산 분비를 촉진해 역류를 일으킵니다. 따라서 탄산수와 레몬이 들어간 **레몬술**은 마시지 않는 것이 좋습니다."(아키야마)

레몬 외에도 자몽이나 감귤류가 들어간 술을 좋아하는 사람에게는 하늘이 무너지는 소식이다. 초무침이나 향신료가 많이 들어간 음식도 위산 분비를 촉진한다고 한다. 그 밖에 술의 종류도 역류성 식도염에 영향을 미칠까?

"다양한 술을 마신 뒤 하부 식도 괄약근에 미치는 압력을 측정하는 실험이 이루어지고 있습니다. 여러 논문에서는 탄산이 들어간 술 외에도 **화이트 와인**이 역류를 일으키기 쉽다고 보고하고 있어요. 산도가 높은 술, 다시 말해 신맛이 강한 술을 마셨을 때 역류가 가장 심한데, 이에 관한 메커니즘이나 알코올 농도와의 관계는 아직 밝혀지지 않았습니다."(아키야마)

애주가로서 자세한 메커니즘이 밝혀지기를 애타게 기다리고 있다. 어쨌든 알코올 자체가 역류성 식도염에 영향을 미친다는 사실만은 틀림이 없다.

위산 역류를
줄여주는
술안주를 고르자

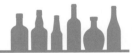

국립국제의료연구센터병원_ 아키야마 준이치

기름진 음식을 먹으면 위산이 역류하기 쉽다

평소에 건강을 신경 쓰지 않아 탈이 났는지 '역류성 식도염'에 걸렸다.
국립국제의료연구센터병원 아키야마 준이치 박사의 말에 따르면 알코올
자체가 위산 역류를 촉진하기 때문에 술을 자주 마시는 사람은 역류성
식도염에 걸리기 쉽다고 한다. 이는 매우 충격적인 말이다. 하지만 이런
말을 듣고도 술을 끊기는 어렵다. 음주량을 줄일 수는 있어도 아예 끊어
야겠다는 마음은 들지 않는다. 그렇다면 어떻게 해야 할까?

"위산 역류가 일어나는 이유는 위와 식도 사이에서 밸브 역할을 하는
하부 식도 괄약근(LES)이 약해졌기 때문입니다. 그 원인은 알코올 외에

도 '**과식**'이 있습니다."(아키야마)

과식하면 위의 압력이 높아져 하부 식도 괄약근이 느슨해지고 트림이 나온다.

"트림이 나오면 공기와 함께 위산이 역류합니다. 이를 '일과성 LES 이완'이라고 합니다."(아키야마)

이러한 상황은 충분히 짐작이 간다. 특히 술을 마셨을 때는 취기가 돌아 평소보다 과식하기 쉽다. 신이 나서 해장 라면이나 밥을 마구 먹으면 트림이 나오면서 위산이 역류할 수도 있다.

아키야마 박사는 특히 **기름진 음식**을 좋아하는 사람은 주의해야 한다고 덧붙였다.

"기름진 음식을 먹으면 소화를 돕기 위해 쓸개즙 분비를 촉진하는 콜레시스토키닌(CCK)이라는 호르몬이 분비됩니다. 이 호르몬이 하부 식도 괄약근을 느슨하게 만드는 것이죠."(아키야마)

술안주로 제격인 감자튀김, 어묵튀김을 비롯한 각종 튀긴 음식을 조심해야 한다니 기운이 쭉 빠진다. 하이볼과 어울리는 돼지고기 조림, 레몬 소주가 떠오르는 곱창구이, 사케와 찰떡궁합인 기름기 자글자글한 장어구이도 좋지 않다니….

"그 밖에도 고추 같은 매운 향신료, 감귤류, 커피, 초콜릿, 단 디저트도 가슴 쓰림을 유발할 수 있습니다. 또 음식을 **빨리 먹으면** 씹을 때 공기가 함께 들어가기 때문에 위가 팽창해서 트림하기 쉬우니 시간을 들여 천천히 먹어야 합니다. 트림하면 역류가 일어날 수 있으니까요."(아키야마)

먹고 마신 뒤 바로 눕지 말자!

비만이 되면 위의 압력이 높아져서 역류성 식도염에 걸리기 쉽다.

"살이 쪄서 배에 지방이 생기면 위가 눌리게 됩니다. 과식하거나 급하게 먹거나 기름진 음식을 먹으면 비만으로 이어질 수 있고, 비만은 역류성 식도염을 악화시킵니다. 따라서 그러한 악순환에 빠지지 않도록 주의해야 합니다."(아키야마)

그 밖에도 금연은 물론이고 몸을 구부리는 자세, 벨트, 꽉 끼는 속옷 등이 배를 강하게 압박하지 않도록 조심해야 한다. 또 술을 마시고 바로 잠드는 일도 삼가야 한다.

"술을 마신 뒤 나른해지면 금세 눕는 사람이 많은데 이런 습관도 역

▶ 오른쪽으로 누우면 역류하기 쉽다

왼쪽을 아래로(왼쪽으로 누울 때)

오른쪽을 아래로(오른쪽으로 누울 때)

역류하기 쉬움

들문

식도

식도

들문

위는 곡선 모양을 띠기 때문에 오른쪽으로 누우면 역류가 일어나기 쉽다.

류를 일으키는 요인입니다. 특히 **오른쪽으로 누우면 역류가 일어나기 쉽습니다.**"(아키야마)

오른쪽으로 누웠을 때 역류가 일어나기 쉬운 이유는 위가 곡선 모양을 띠기 때문이다. 오른쪽으로 누우면 위가 식도보다 높아져서 중력의 영향으로 역류하기 쉽다. 따라서 역류를 막으려면 왼쪽으로 눕는 것이 좋지만, 애초에 먹고 마신 뒤에는 충분한 시간이 지나고 나서 눕는 것이 바람직하다.

위식도 역류질환(GERD) 진료 가이드라인[2]을 보면 야간에 역류 증상이 두드러질 때는 야식을 피하고, 잘 때 머리를 살짝 높게 두는 것이 효과적이라고 쓰여 있다. 역류 증상으로 불편한 사람은 참고하기를 바란다.

알아두어야 할
역류성 식도염의
치료와 예방

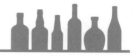

국립국제의료연구센터병원_ 아키야마 준이치

심하지 않다면 치료할 필요는 없지만…

역류성 식도염을 진단받았으나 증상이 가벼워 당장 치료하지 않아도 된다는 말을 들었다.

국립국제의료연구센터병원 아키야마 준이치 박사의 말에 따르면 역류성 식도염은 증상에 따라 네 가지 등급으로 나뉘며, 그중 반드시 치료해야 하는 C등급과 D등급은 모두 합쳐 10% 정도에 불과하다고 한다. 나머지 90% 남짓은 증상에 따라 치료가 필요 없는 경증이다.

증상이 가벼우면 치료가 필요 없다는 말에 안도하는 사람도 많을 것이다. 나도 그중 한 명이다. 가슴 쓰림이나 체기가 가끔 있지만 과식하거나 과음했을 때만 그렇다. 역류성 식도염이라고 해도 아직 불편한 점은 딱히 없다.

"역류성 식도염은 식도 점막의 상처 크기로 등급을 나눕니다. 등급 A와 B는 눈에 띄는 자각 증상이 없어서, 삶의 질(QOL)에 영향이 없다면 딱히 치료할 필요는 없습니다. 다만 등급 A나 B 중에서도 주 2회 이상 가슴 쓰림 증상이 나타난다면 삶의 질이 떨어질 수 있으니 치료를 받는 것이 좋습니다."(아키야마)

지금은 증상이 가볍더라도 앞으로 증상이 심해져 C등급이나 D등급으로 바뀐다면 어떻게 해야 할까?

"등급 C나 D는 주 2회 이상 가슴 쓰림을 호소하는 환자가 80% 이상입니다. D등급이 되면 과반수의 환자가 매일 가슴 쓰림을 겪는다고 합니다. 이 정도면 꾸준한 치료가 필요합니다."(아키야마)

매일 가슴 쓰림 증상이 나타나면 삶의 질이 당연히 떨어진다. 웬만하면 심해지지 않기를 바라지만 만일을 대비해 치료 방법에 관해서도 물어보았다.

애주가 중에는 역류성 식도염 진단을 받아도 시중에 판매되는 약을 먹으면 가슴 쓰림이 나아질 거라고 여기며, 병원에 가지 않는 사람도 많다. 그렇게 스스로 진단해도 되는 것일까?

"등급 A나 B처럼 증상이 가볍다면 스스로 판단해서 치료를 받을지 말지 결정하면 됩니다. 하지만 등급 C나 D와 같이 중증일 때는 반드시 치료를 받아야 합니다. 역류가 심하면 합병증이 생길 수도 있으니까요."(아

▶ 정상 식도와 바렛 식도의 차이

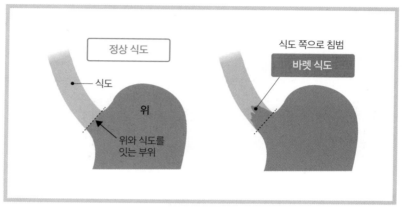

'바렛 식도'는 역류성 식도염의 합병증으로 식도 하부의 점막이 변형되는 증상이다.

키야마)

역류성 식도염의 합병증으로는 식도에서 피가 나는 **출혈**이나 염증이 반복되어 식도가 좁아지는 **식도협착**, 위와 가까운 식도 하부 점막이 변형되는 '**바렛 식도**' 등이 있다.

"식도는 편평상피라는 점막으로 덮여 있습니다. 반면에 위는 원주상피라는 점막으로 덮여 있죠. 바렛 식도는 식도 하부의 점막이 위를 덮고 있는 원주상피로 변형된 상태를 말합니다. 장기간에 걸쳐 이러한 현상이 지속되면 식도암에 걸릴 위험이 커집니다."(아키야마)

약물 치료와 재발 방지

식도암이라고 하면 간담이 서늘해진다. 자가 진단은 위험하고 중증이라면 반드시 치료를 받아야 한다. 그렇다면 구체적으로 어떤 치료를 받아야 할까?

"초기 치료는 위산을 억제해 위의 산성도를 낮추는 **위산 분비 억제제**(PPI)를 4~8주간 처방합니다. 이 약은 신경과민으로 가슴 쓰림 증상을 호소하는 경증 환자에게도 효과가 있습니다. 2015년 일본에서 출시된 보노프라잔(Vonoprazan)은 칼륨 경쟁적 위산 분비 차단제(P-CAB)라고 불리며, 기존의 PPI보다 강력하게 위산을 억제할 수 있습니다. 투여한 첫날부터 효과가 나타나고 24시간에 걸쳐 안정적으로 약효를 발휘하죠. 약효에 개인차가 적은 것도 특징입니다."(아키야마)

아키야마 박사의 말에 따르면 환자의 증상에 따라 식도 점막을 보호

▶ 역류성 식도염 치료제

- **위산 분비 억제제**
  위산 분비 억제제(PPI) 또는 칼륨 경쟁적 위산 분비 차단제(P-CAB)를 주로 사용한다. 초기에 4~8주간 복용하면 식도 점막 염증이 낫는다.

- **위산을 중화하거나 위산으로 생기는 자극을 낮추는 약**
  제산제, 알긴산 염류 등. 약효는 20~30분 정도 지속되며, 증상이 나타났을 때 보조적으로 사용한다.

- **소화관 운동 개선제, 한약(육군자탕)**
  위산 분비 억제제로 충분한 효과를 보지 못할 때 보조적으로 사용한다.

하고 위산을 중화하는 **제산제**(위산 중화제), 소화를 촉진하는 **소화관 운동 개선제**, 위저부를 넓혀 트림을 개선하는 한약 **육군자탕**도 함께 사용할 수 있다고 한다. 제산제는 체기나 가슴 쓰림 같은 증상이 나타났을 때 보조제로 이용하는 경우가 많다.

초기 치료를 끝내고 불편한 증상이나 식도 염증이 나아지면 투약을 중단하고 일상생활에서 조심하기만 해도 차도를 보이는 경우가 많다. 하지만 식도 염증이 심하다면, 식도협착이나 바렛 식도와 같은 합병증을 예방하기 위해 초기 치료가 끝난 후에도 투약을 지속하는데, 이를 '유지치료'라고 한다.

위산 분비를 억제하는 시판 약들도 있다. 증상이 가벼울 때는 시판 약을 먹어도 괜찮다. 하지만 중증으로 치료가 필요한 경우에는 반드시 의사의 지시에 따라 복용해야 한다. 약을 먹어도 증상이 나아지지 않는다면 정밀 검사와 맞춤 치료가 필요하다.

"증상이 나아지지 않는 환자는 식도 안의 위산 상태를 검사하는 식도 pH 모니터링이나 식도와 들문의 움직임을 확인하는 식도내압검사를 합니다. 검사 결과를 바탕으로 전문가의 지시에 따라 내과적 치료를 선택할지 들문 성형술이라는 외과적 치료를 선택할지 결정하면 됩니다."(아키야마)

서양에서는 외과 수술도 많이 한다고는 하나, 수술은 몸에 큰 부담을 준다. 가능한 한 수술해야 할 만큼 심해지지 않도록 조심해야 한다.

한편으로는 약 복용을 꺼리는 사람도 적지 않다. 역류성 식도염 진단

▶ 역류성 식도염 증상을 개선하는 생활 습관

일상생활에서 주의할 점	식생활에서 주의할 점
• 복부 압박 • 무거운 짐 들기 • 몸을 구부리는 자세 • 오른쪽으로 눕기 • 비만 • 흡연 등	• 과식 • 취침 전 식사(야식) • 고지방식 • 단 것 등 삼투압이 높은 음식 • 알코올 • 초콜릿 • 커피 • 탄산음료 • 감귤류 등

출처: 일본 '소화기질환학회' 가이드라인 홈페이지

을 받았지만 약 없이 증세가 나아지기를 바라는 애주가를 위해 일상생
활에서 주의할 점을 위의 표에 정리해두었다.

급성 췌장염에 걸리면 '평생 금주'?

췌장염은 역류성 식도염과 마찬가지로 애주가들의 숙명과도 같은 질환이다. 췌장도 간처럼 '침묵의 장기'라고 불린다. 약간의 문제로는 통증이 금방 나타나지 않는다. 게다가 폐나 위, 장에 비하면 비중도 작아 보인다.

그런데 애주가들은 왜 췌장을 걱정해야 할까? 그 이유는 과음이 '급성 췌장염'을 일으키기 때문이다. 더구나 급성 췌장염의 고통은 예사롭지 않다. 2010년 급성 췌장염에 걸린 희극인 고모토 준이치 씨는 등 쪽에서 칼로 찌르는 듯한 극심한 통증이 느껴졌다고 한다. 듣기만 해도 오싹하다.

췌장은 위의 뒤쪽에 숨어 있는 장기다. 그래서 췌장에서 통증이 느껴져도 위가 문제라고 착각하기 쉽다. 췌장은 소화액을 분비하는 외분비 기능과, 인슐린을 분비해 혈당을 낮추는 내분비 기능을 담당하고 있다.

급성 췌장염의 통증이 심한 이유는 췌장에서 만들어지는 췌액이 췌장을 녹이기 때문이다. 췌액에는 음식물에 포함된 단백질이나 탄수화물, 지방 등을 분해하는 소화 효소가 들어 있다. 그러한 소화 효소가 췌장 자체를 흐물흐물하게 녹여 염증을 일으키는 것이다.

또 알코올과 함께 기름진 음식을 많이 먹으면 급성 췌장염에 걸릴 위험이 커진다. 기름진 음식을 먹으면 그것을 소화하기 위해 췌액이 다량 분비되기 때문이다.

▶ 위의 뒤쪽에 숨어 있는 췌장

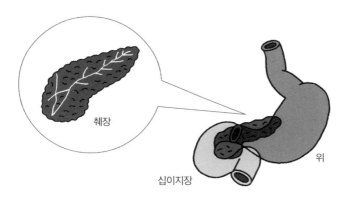

췌장

십이지장

위

　더군다나 급성 췌장염에 걸리고 나면 금주를 해야 한다. 금주에 실패해 다시 급성 췌장염에 걸리는 사람도 적지 않다. 급성 췌장염이 자주 재발하면 '만성 췌장염'이나 '췌장암'으로 악화되는 경우도 있다. 술을 계속 마시려면 음주 습관을 되돌아보고 술안주를 바꾸어 췌장염을 예방해야 한다

제 5 장

술은
다이어트의
적일까?

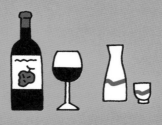

술은
'빈 칼로리'가
아니다

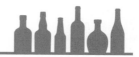

나비타스클리닉 이사장_ 구스미 에이지

왜 술을 마셔도 살이 찌지 않는다고 할까?

술은 빈 칼로리니까 살이 찌지 않는다는 말을 들어 본 적이 있을 것이다. 이 말만 믿고 '술은 살이 찌지 않으니까 괜찮아'라고 호언장담하며 술안주 없이 술만 잔뜩 마시는 애주가들도 있다. 그러나 그들의 배는 불룩하다.

빈 칼로리(Empty Calorie)란 칼로리가 없다는 뜻이다. 술에 포함된 알코올(에탄올)에는 1g당 7.1kcal의 열량이 들어 있다. 하지만 그중 약 70%는 대사로 소비되기 때문에 지방이나 탄수화물(당질)*을 같은 열량으로 섭취했을 때보다 체중이 증가하지 않는다는 설이 있다.

나는 스마트폰 애플리케이션으로 식사와 체중을 관리하고 있다. 식사량과 음주량을 입력하면 그날에 섭취한 총열량이 계산된다. 하지만 만약 '빈 칼로리 설'이 맞다면 음주량을 애플리케이션에 입력하지 않아도 될 듯하다. 실제로 '오늘은 당질 제로 하이볼을 마셨으니까 기록하지 않아도 될 거야' 하고 멋대로 판단하고 입력하지 않은 적도 있다.

애플리케이션으로 관리하고 나서 체중이 인생 최고치보다 8kg이나 줄었지만, 그 이상은 좀처럼 빠지지 않고 있다. 게다가 요즘 중성지방 수치가 약간 높아져 왠지 뱃살도 통통해진 듯하다.

이렇게 된 이상 '빈 칼로리 설'의 진위를 기필코 밝혀야겠다. 이 분야에 정통한 나비타스클리닉 이사장 구스미 에이지 박사에게 이 내용을 물어보았다.

"술은 빈 칼로리니까 살이 찌지 않는다는 말이 진짜인가요?"

"술은 빈 칼로리가 아닙니다. 술을 마실 때는 주먹밥을 먹을 때처럼 살이 찐다고 생각하고 마시는 것이 현명합니다."(구스미)

주먹밥을 먹을 때처럼…?

"문부과학성의 식품 성분 데이터베이스[1]에 따르면 맥주 1캔(355mL)에는 알코올 14g, 탄수화물 11~12g이 들어 있고 열량은 150kcal 전후라고 합니다. 마찬가지로 와인 작은 글라스 1잔(118mL)은 90~100kcal, 사

---

*　탄수화물＝당질＋식이섬유. 한국에서는 보통 '탄수화물'이라는 용어를 많이 사용하고, 일본에서는 '당질'이라는 용어를 주로 사용한다(탄수화물은 당질이 대부분을 차지한다는 이유로 일본에서는 '당질'이라는 말을 주로 사용함).

케 1홉은 200kcal에 가깝습니다. 편의점에서 파는 삼각김밥은 1개당 약 170~180kcal이므로 맥주 1캔, 사케 1홉, 와인 2잔과 비슷한 열량입니다."*(구스미)

술은 빈 칼로리가 아니라는 말을 들으리라고는 예상했지만, 탄수화물 덩어리인 주먹밥과 동급으로 생각해야 한다니….

"그럼, **당질 제로** 하이볼이나 전통 소주는 칼로리를 계산하지 않아도 될까요?"

"안타깝게도 그렇지 않습니다. 전통 소주나 위스키 같은 증류주는 당질이 없지만 알코올 자체에 칼로리가 있습니다. 당질이 들어 있지 않은 술이라고 해서 살이 찌지 않는 것이 아니라 술 자체만으로도 살이 찝니다. 게다가 당질이 없다고 해서 안심하고 많이 마시면, 체중이 늘어날 수 있습니다."(구스미)

당질이 없다고 해도 술이라고 불리는 모든 것은 마시면 살이 찐다. 어찌 이리도 충격적인 말이 있을까. 당질이 신경 쓰여서 맥주를 끊고 하이볼로 바꾸었다는 애주가들도 적지 않을 것이다. 물론 어느 정도 효과는 있겠지만 그렇다고 해서 과음을 하면 결국에는 살이 찌고 만다.

---

* 소주 1병(360mL)의 평균 열량은 408Kcal다.

적은 양의 술도 살찔 위험이 있다

하지만 알코올 자체의 칼로리는 대사되기 쉬우므로 살이 찌지 않는다는 말은 어떻게 된 것일까?

"살이 찌는 원리는 복잡해서 간단하게 단정 지을 수 없지만, 알코올 자체 칼로리만으로 살이 찌기 어렵다는 설이 나온 이유는 알코올이 분해될 때 생기는 중간 생성물이 **초산**이기 때문입니다. 초산은 짧은 사슬 지방산으로 분해되는데, 이것은 최근에 지방이 잘 쌓이지 않는 건강한 오일로 주목받고 있는 MCT 오일에 많이 포함된 중간 사슬 지방산보다 훨씬 분해하기 쉬운 지방산입니다."(구스미)

알코올은 섭취하고 나서 1~2시간 안에 소장에서 흡수되어 간에서 분해된다. 그 과정에서 생기는 중간 생성물인 초산이 근육 등에서 탄소 가스와 물로 분해될 때 열량(알코올 1g당 7.1kcal)이 발생한다.

"분명히 짧은 사슬 지방산은 일반적인 기름에 많이 들어 있는 긴 사슬 지방산보다 소비가 빠르고 체내에서 제일 먼저 사용됩니다. 하지만 그렇다고 해서 살이 찌지 않는다고 말하기는 어렵습니다. 짧은 사슬 지방산도 칼로리가 있고, 섭취하면 할수록 열량이 지나치게 높아지니까요."(구스미)

그렇다면 얼마나 마셔야 비만이 되는 것일까? 과음이 비만을 부른다는 사실은 알겠는데 이 정도 양이면 괜찮다는 기준이 있으면 도움이 될 듯하다.

"세계 각국의 다양한 비만 연구 결과를 정리한 논문[2]을 보면 소량이

나 적당한 음주는 결과가 제각각이었고, 과도한 음주는 대체로 체중이 증가한다고 결론짓고 있습니다. 하지만 2020년 9월 온라인으로 개최한 유럽국제비만학회[3]에서는 소량의 음주로도 체중이 증가한다는 연구 결과가 발표되었어요."(구스미)

소량으로도 살이 찐다니…. 만약 그것이 진짜라면 큰일이다.

"소량으로도 살이 찐다는 연구 결과를 보면 맥주 반 캔 이상(맥주 1캔 355mL 기준)의 알코올 섭취로도 비만이나 대사증후군이 생길 위험이 커진다고 합니다. 특히 남성은 위험도가 현저하게 높아지는데 하루에 맥주 반 캔~1캔 이하의 알코올을 섭취한 사람은 술을 전혀 마시지 않는 사람보다 비만이 될 위험이 1.1배로 높아졌습니다. 1캔 초과~2캔 이하는 비만 위험이 1.22배, 2캔 초과는 비만 위험이 1.34배였습니다. 이는 한국의 20세 이상 약 2700만 명의 데이터를 분석한 결과입니다. 같은 동아시아인을 대상으로 한 연구이기 때문에 일본인에게도 시사하는 바가 큽니다."(구스미)

그렇다면 되도록 살이 찌지 않으려면 어떤 술을 선택해야 할까? 최근에는 발포주를 비롯한 맥주나 칵테일 음료도 '당질 제로'를 내세운 제품이 판매되고 있다. 특히 단 술이 당길 때는 당질 제로 과일 맛 칵테일 음료를 고른다.

"당질 제로라면 분명히 그만큼 열량은 적다고 할 수 있어요. 다만 인공 감미료로 단맛을 낸 술은 주의해야 합니다. 인공 감미료에도 여러 종류가 있지만, 감미료에 따라서는 마셨을 때 인슐린 분비가 촉진되어 혈

당이 내려가기도 합니다. 그러면 허기가 져서 괜히 먹을 것을 더 찾게 될 수도 있어요."(구스미)

역시 당질을 없앤 술이라고 해서 안심해서는 안 된다. 비만이 되고 싶지 않다면 자신이 무엇을 먹고 마시는지 주의 깊게 살펴보고 음식을 조절해야 한다.

다이어트를 위해
마련해두어야 할
술안주 다섯

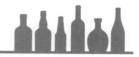

체중 관리 전문 영양사_ 기시무라 야스요

살을 빼려면 술안주도 조심히

술안주에 일가견이 있는 애주가도 많을 것이다. 술안주에 관심이 없는 사람도 있겠지만, '이 술에는 이 안주' 하고 자기 취향대로 술과 함께 음식을 즐기는 사람도 적지 않다.

이렇게 말하는 나도 술안주에 관한 책을 여러 권 출간했다. 사케 종류에 따라 어떤 안주가 어울리는지를 풀어낸 『페어링(ペアリング)』이라는 책도 있다.

술안주도 다양한 관점에서 이야기할 수 있겠지만 여기에서는 **다이어트**에 도움이 되는 안주가 무엇인지 알아보자.

솔직히 애주가에게 다이어트는 어려운 숙제다. 과음으로 절제력을 잃어 자기도 모르게 먹지 않아도 될 음식을 잔뜩 먹은 경험은 누구나 있을 것이다. 술 마신 뒤 해장 라면을 먹고 얼마나 후회했던가. 술집에서 자주 나오는 탄수화물 가득한 감자 샐러드나 칼로리 높은 튀김도 다이어트의 적이다.

체중 관리 전문 영양사이자 성인 다이어트 연구소 대표인 기시무라 야스요 씨에게 애주가에게 맞는 다이어트 방법으로는 어떤 것이 있는지 물어보았다.

"좋아하는 술을 끊지 않고도 다이어트에 성공하려면 어떻게 해야 할까요?"

"모든 사람이 그렇지만 참기만 하는 다이어트는 오래가지 못합니다. 술과 음식을 항상 절제하기보다 가끔은 원하는 만큼 먹고 마셔도 괜찮다고 여유롭게 생각하면 어떨까요? 매일 체중을 재면 체중이 늘어났을 때 바로 알아차릴 수 있습니다. 매일 체중계에 올라가는 습관을 들여서 가능한 한 빨리 체중을 조절하면 됩니다."(기시무라)

체중이 늘어났을 때 어떻게 하면 몸무게를 원래대로 되돌릴 수 있을까? 기시무라 씨는 '채소 디톡스'를 추천한다.

채소 디톡스의 기본은 한 끼에 채소를 양손 가득 담을 수 있을 만큼 또는 그 이상 섭취하는 것이다. 되도록 다양한 채소를 먹는 것이 좋다.

"채소는 식이섬유 외에도 비타민과 미네랄이 풍부합니다. 배변을 원활하게 하고 대사 작용을 돕지요. 매끼 가열한 채소 요리 한 그릇, 생채소한 그릇을 먹겠다는 규칙을 정해도 좋습니다. 밥의 양은 항상 반 공기로 정해두세요. 특히 저녁에 이 방법을 꾸준히 실천하면 효과적입니다."(기시무라)

실제로 나도 연말연시에 폭음과 폭식으로 2kg이 늘었을 때, 채소 디톡스를 1주일 정도 실천했더니 체중이 원래대로 돌아왔다. 가끔 과식이나 과음을 해도 '나중에 관리하면 되지 뭐' 하고 여유를 가지면 편안한 마음으로 꾸준히 실천할 수 있을 것이다. 더불어 술과 요리를 즐기는 여유도 생긴다.

매일 체중계에 올라가 체중을 기록하는 일도 중요하다. 그것만으로도 과식과 과음을 막는 절제력이 생기기 때문이다.

"스마트폰 다이어트 애플리케이션으로 먹고 마신 음식을 기록하면 효과가 더 큽니다. 최근에는 애플리케이션도 발전해서 음식이나 술의 종류, 그리고 먹은 양을 입력하기만 해도 섭취 칼로리가 저절로 계산되니까 꼭 활용해보세요."(기시무라)

다이어트에 도움이 되는 술안주 다섯 가지

애주가도 꾸준히 실천할 수 있는 다이어트 방법을 알아보았으니 이번에는 다이어트에 도움이 되는 **술안주**는 무엇이 있는지 기시무라 씨에게 물어보았다. 코로나 팬데믹 이후에는 주로 집에서 술을 마시다 보니 간단하게 준비할 수 있는 음식이라면 더 좋을 듯하다.

▶ 다이어트에 도움이 되는 술안주 다섯 가지

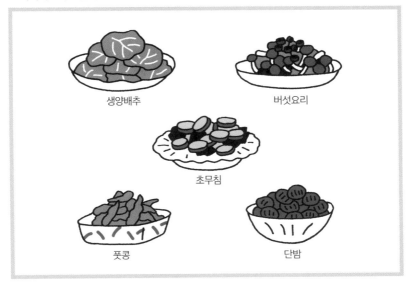

생양배추

버섯요리

초무침

풋콩

단밤

"그렇다면 저는 **생양배추**, **초무침**, **버섯요리**, **풋콩**, **단밤** 이렇게 다섯 가지 술안주를 추천합니다."(기시무라)

이 다섯 가지는 간단하게 준비하기 좋은 술안주다.

그렇다면 왜 이 다섯 가지가 다이어트에 도움이 될까? 각각의 이유를 자세히 살펴보자.

① 생양배추

"생양배추를 꼭꼭 씹어 먹으면 포만감을 느끼게 하는 만복 중추(Satiety Center)가 자극됩니다. 식후에 혈당이 오르는 것을 막아주고 체지방이 쌓이지 않도록 도와주죠. 또 식이섬유가 풍부하게 들어 있어 장내 환경을 개선하는 데에도 도움이 됩니다. 식전에 먹어 두면 과식도 막을 수 있어요."(기시무라)

꼬치튀김이나 닭꼬치 가게에서 애피타이저로 자주 나오는 생양배추에 그런 효능이 있다니. 이제부터는 집에서 술을 마실 때도 생양배추를 술안주로 곁들여야겠다. 기시무라 씨의 말에 따르면 양배추는 다이어트뿐만 아니라 다른 의미에서도 애주가들에게 가장 궁합이 좋은 음식이라고 한다.

"술을 마시면 몸속에서 염증 반응이 일어나기 쉽습니다. 숙취가 심하면 위가 쓰리거나 두통이 생기는데 그것도 염증 반응 때문이라고 알려져 있죠. 알코올이 일으키는 염증 반응에 따라 장내 환경이 변하거나 면역 기능이 떨어질 수도 있습니다. 양배추에는 비타민 C와 염증을 억제하는 항산화 성분인 이소티오시안산염이 많이 포함되어 있어요. 또 비타민 U가 풍부하게 들어 있어 위 점막을 보호하는 효과도 있죠. 이러한 성분은 열에 약해서 생으로 먹거나 가열하더라도 3분을 넘기지 않는 것이 좋습니다."(기시무라)

② 초무침

"식초는 다이어트에 활용하기 좋은 조미료입니다. 발효식품인 식초는 초산의 작용으로 지방 연소를 촉진하고 혈압, 혈당, 콜레스테롤 수치를 낮추는 효과가 있습니다. 술안주로 미역 오이 초무침은 어떨까요? 미역에 많이 포함된 수용성 식이섬유와 식초가 상승효과를 일으켜 탄수화물이 느리게 흡수됩니다. 손쉽게 만들 수 있는 미역귀 초무침도 추천합니다."(기시무라)

조미료로 식초를 사용하면 소금을 줄이는 데에도 도움이 된다. 더욱이 조림에 사용하면 감칠맛과 깊은 맛이 생기므로 훌륭한 조미료다.

발효식품으로는 된장이나 술지게미도 좋다고 한다. 발효식품과 식이섬유는 장내 환경을 개선하고 배변 활동을 촉진한다. 식이섬유가 분해되는 과정에서 장내에 만들어지는 짧은 사슬 지방산은 대사 기능을 높이기도 한다.

③ 버섯요리

"버섯에는 식이섬유가 매우 풍부하게 들어 있습니다. 식이섬유는 위장에 오래 머무르기 때문에 많이 섭취하면 포만감이 듭니다. 버섯류는 알코올이나 지방 대사에 필요한 비타민 B군도 풍부해서 자주 먹으면 좋습니다."(기시무라)

좋아하는 버섯을 참치와 함께 살짝 볶는 것만으로도 간단하게 술안주를 만들 수 있다. 버섯은 응용하기 쉽다는 장점이 있다.

④ 풋콩

"풋콩에는 탄수화물을 에너지로 바꾸어주는 비타민 B1과 식이섬유, 단백질도 풍부하게 들어 있어 다이어트에 가장 좋은 음식입니다. 술을 마

시지 않는 날에도 살짝 데쳐서 식탁에 올리면 금상첨화겠죠."(기시무라)

술집의 단골 술안주인 삶은 풋콩에 이런 효능이 있다니. 앞으로는 술을 마시지 않는 날에도 저녁 밑반찬으로 삶은 풋콩을 준비해야겠다.

⑤ 단밤

흔히 가볍게 먹는 '마른안주'로는 견과류가 대표적이지만, 다이어트를 해야 한다면 견과류보다는 단밤이 좋다고 한다. 견과류는 비타민과 미네랄이 풍부해서 건강에 좋다고 알려져 있는데 왜 그럴까?

"간식으로 케이크 대신 견과류를 적당히 섭취하면 비만을 예방할 수 있습니다. 다만 술안주로 견과류를 먹는다면 의외로 열량이 높아서 무심코 많이 먹게 되니 주의해야 합니다. 편의점에서 파는 믹스 너트는 100g당 600kcal가 넘기 때문에 생선 정식과 크게 다르지 않아요. 그런 면에서 단밤은 지방이 적고 탄수화물을 에너지로 바꾸는 데 필요한 비타민 B군과 식이섬유가 풍부하게 들어 있습니다. 편의점에서 파는 단밤은 1봉지(35g)당 65kcal밖에 되지 않기 때문에 다이어트 중에도 안심하고 먹을 수 있는 술안주입니다."(기시무라)

'술안주로 단밤?' 하고 갸웃거렸지만 직접 먹어보니 의외로 술과 잘 어울렸다. 염분도 들어 있지 않아 부기 걱정도 없으니 일거양득인 셈이다.

지금까지 다이어트에 도움이 되는 술안주 다섯 가지를 알아보았다. 마음에 드는 술안주는 무엇인가. 건강을 생각해서라도 몸에 좋은 술안주를 궁리해보자.

명절에
살이 찌는 이유는
과음일까, 과식일까?

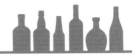

체중 관리 전문 영양사_ 기시무라 야스요

연말연시에 살이 찌기 쉬운 이유는?

연초에는 체중계가 제일 무섭다. 연말에 모든 일을 끝마쳤다는 해방감과 '신년이니까 괜찮아'라는 악마의 속삭임이 더해져 금기로부터 해방된 애주가의 식욕과 음욕은 멈출 줄 모른다.

특히 정초에는 '어서 드세요'라고 말하듯이 가득 놓여 있는 명절음식이 고삐를 풀리게 한다. 뜨끈뜨끈한 방에서 헐렁한 바지를 입고 아침까지 명절음식을 안주 삼아 마시는 술이란…. 이렇게 안일한 상태로 정초 사흘을 보내니 살이 찔 수밖에 없다. 그리고 1월 4일 아침이 되면 연례행사처럼 체중계에 올라가 비명을 지른다.

연례행사라며 웃어넘길 때가 아니다. 평소에 엄격하게 체중 관리를 해왔는데 단 며칠 만에 그 노력이 물거품이 되어버리다니! 과연 술 때문에 살이 찌는 것일까? 아니면 음식을 과하게 먹어서 살이 찌는 것일까? 이쯤 되면 다이어트 전문가에게 명절에 살이 찌는 원인과 해결책을 물어보는 수밖에 없다. 수천 명의 다이어트를 지도해온 체중 관리 전문 영양사이자 성인 다이어트 연구소 대표인 기시무라 씨에게 물어보았다.

"연말연시에는 왜 살이 찔까요?"

"한마디로 말하면 먹고 마셔서 얻은 열량과 몸을 움직여 소비한 열량의 균형이 맞지 않아서입니다. 평소에는 출근할 때 길을 걷거나 계단을 오르내리지만, 연말연시에는 몸을 움직일 일이 없어서 운동량이 확 줄어듭니다. 게다가 휴일이니 시간도 여유롭죠. 한가한 시간이 많으면 입이 심심해져서 무심코 많이 먹게 됩니다. 움직이지는 않으면서 필요 이상으로 많이 섭취하는 것이죠. 이것이 살이 찌는 원인입니다."(기시무라)

정곡을 찔리고 말았다. 이 사실을 알고는 있어도 연말연시에는 식욕을 참기 힘들다. 게다가 요즘은 코로나바이러스의 여파로 집에 머무는 시간이 많다 보니 점점 더 운동량이 줄고 있다. 적은 활동량과 끊임없이 먹는 습관, 그리고 간이 센 명절 음식도 명절 비만을 부추기는 악순환의 고리를 만든다.

"명절 음식은 전통 요리로 이루어져 있어서 건강하다고 생각할지도 모릅니다. 하지만 사실 음식을 오래 보존하기 위해 간장과 설탕을 사용해 진하게 맛을 낸 경우가 많아서 **당분과 염분이 많은 요리**입니다. 당분은 아시다시피 혈당을 올리고 중성지방을 쌓이게 합니다. 염분을 과다 섭취하면 몸은 염분 농도를 낮추어 농도를 일정하게 유지하려고 수분을 저장하기 때문에 몸이 붓게 됩니다. 달고 짠 음식은 술도 밥도 많이 먹게 만드는 데다 술에 취하면 식욕을 억제하기도 힘들죠. '당분＋염분'은 궁극적으로 살찌는 맛의 조합입니다."(기시무라)

명절 음식뿐만 아니라 달고 짠 요리는 술과 정말 잘 어울린다. 명절에 살이 찌지 않으려면 불고기 전골, 양념구이, 조림 등도 주의해야 한다.

조리법을 바꾸면 칼로리가 낮아진다

당분과 염분뿐만 아니라 **지방**도 조심해야 한다. 설이 지나고 명절에 찐 살을 되돌리기 위해 다이어트를 결심한다면 달고 짠 음식을 피하는 것만으로는 부족하다. 최근에는 밥과 같은 탄수화물을 절제하는 '저탄수화물 다이어트'도 유행하고 있는데 탄수화물을 절제한다고 해서 지방을 과도하게 섭취하면 의미가 없다.

"다이어트라고 하면 저탄수화물 식단을 떠올리는 사람이 많은데 지방도 조심하지 않으면 생각보다 체중이 줄지 않습니다. 지방은 1g당 9kcal입니다. 탄수화물과 단백질은 1g당 4kcal니까 두 배 이상이죠. 탄수화물을 제한해도 기름진 삼겹살이나 껍질 붙은 닭고기를 먹으면 살을 빼기가 어렵습니다. 또 지방을 많이 섭취하면 위장에 부담을 주고 장내 환경이 나빠집니다. 고지방식을 하면 나쁜 콜레스테롤인 LDL 콜레스테롤이

높아져 동맥경화나 심혈관 질환에 걸릴 위험도 커지죠."(기시무라)

"조리법에 따라서도 칼로리 차이가 크게 납니다. 튀김은 튀김옷을 입히지 않고 그대로 튀긴 것, 녹말이나 밀가루를 묻혀 튀긴 것, 밀가루 반죽에 버무려 튀긴 것 순으로 칼로리가 높아지고 지방도 많아집니다. 튀김은 무조건 나쁘다는 것이 아니라 술안주로 먹는다면 작은 새우를 반죽 없이 그대로 튀기거나, 밀가루 반죽에 버무려 튀기지만 않아도 섭취 칼로리가 낮아집니다."(기시무라)

▶ 부위별 칼로리 차이

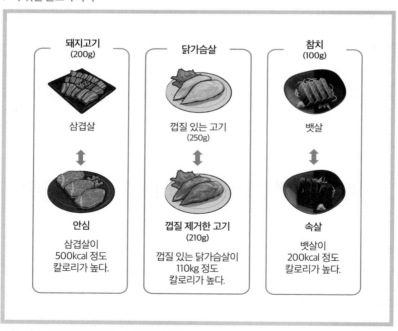

<일본 식품 표준성분표 2020년>을 바탕으로 계산

다이어트 중이라면 고기를 한 덩어리로 보지 말고 부위별로 나누어 칼로리와 조리법에 신경 써야 한다. 실제로 돼지고기의 경우 삼겹살과 안심은 같은 200g이어도 안심이 삼겹살보다 500kcal 정도 낮다(《일본 식품 표준성분표 2020년》[4]을 바탕으로 계산, 이하 동일). 또 닭가슴살의 경우에는 껍질이 붙어 있는 250g과 껍질을 제거한 210g이 110kcal 정도 차이가 난다.

이는 생선도 마찬가지다. 같은 참치 100g일지라도 참치 속살과 뱃살은 200kcal나 차이가 난다(자연산 참다랑어 기준). 티끌 모아 태산이라고 열량도 쌓이면 지방으로 변한다.

그렇다면 명절에 찐 살을 효과적으로 빼려면 어떤 식재료를 사용해야 할까?

"명절이 끝나면 채소 디톡스를 하세요. 단백질과 채소에 든 식이섬유는 위와 장에 오래 머무르기 때문에 많이 섭취하면 포만감이 오래 갑니다. 특히 버섯류를 드세요. 식이섬유가 많고 알코올과 지방 대사에 필요한 비타민 B군도 많이 들어 있으니까요. 또 낫토, 미역귀, 오크라처럼 끈적이는 음식은 탄수화물 흡수를 억제하고 혈당 상승을 막는 효과가 있습니다. 풋콩도 다이어트에 아주 좋은 음식이에요. 탄수화물 대사를 돕는 비타민 B1, 식이섬유, 단백질이 풍부하게 들어 있습니다."(기시무라)

연말연시에 과음을 했다면 채소 디톡스로 몸을 정화하는 것이 좋다. 채소는 '매끼 양손 가득 넘치게' 먹어야 한다. 버섯류나 미역귀, 오크라, 낫토도 술안주로 자주 활용해보자.

당질 제로 맥주는
어떻게
당질을 없앴나?

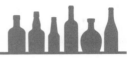

기린 맥주_ 모리시타 아이코

살찌고 싶지 않다면 '당질 제로'를

"맥주는 마시고 싶지만 요즘 살이 너무 쪄서 당질 제로 하이볼로 할게."

요 몇 년간 술자리에서 나를 포함한 애주가들이 이런 말을 하는 것을 몇 번이나 들었다. 그렇다, 맥주는 너무 맛있다. 50대 애주가라면 처음 시작은 맥주, 만두의 단짝은 맥주, 목욕하고 나서는 맥주라는 공식이 머릿속에 들어 있을 것이다.

하지만 그 공식을 뒤흔드는 새로운 유행이 찾아왔다. **'저탄수화물(당질 제한) 다이어트'**가 바로 그것이다. 이제까지 칼로리를 줄이는 다이어트가 주를 이루었다면 최근에는 탄수화물을 제한하는 다이어트가 유행하면

▶ 판매량이 늘고 있는 당질 제로 맥주

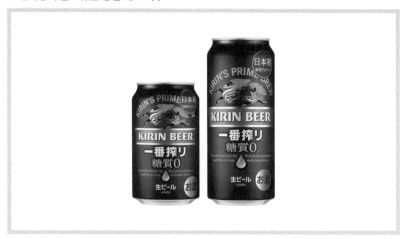

기린 맥주 '이치방 시보리 당질 제로'

서 모두가 손바닥 뒤집듯이 탄수화물을 적으로 바라보게 되었다. 슬프지만 덩달아 맛있는 맥주까지 적이 되어버렸다.

솔직히 맥주를 벌컥벌컥 마시고 싶지만, 탄수화물도 신경 쓰이고 다이어트도 해야 하니 역시 참자…. 이런 생각을 하는 애주가들이 많을 것이다. 맥주를 무척 좋아하는데도 탄수화물 때문에 마시지 못했던 애주가들에게 고마운 맥주가 등장했다. 바로 일본 맥주 회사 기린에서 나온 '이치방 시보리 당질 제로 맥주'다.

발포주나 맥아가 아닌 다른 원료로 만든 당질 제로 맥주는 이미 시중에 많이 나와 있다. 하지만 이번에는 진짜 맥주다. 참고로 기존에 나와 있는 기린 맥주 '이치방 시보리'에 들어 있는 당질의 양은 2.6g(100mL당)

이다. 쌀이나 빵보다는 적을지 몰라도 무엇이든 쌓이면 커지기 마련이다. 또 술자리에서는 술뿐만 아니라 안주로도 탄수화물을 충분히 섭취하기 때문에 마신다면 당질 제로 맥주가 당연히 낫다.

그렇다면 '이치방 시보리 당질 제로'는 어떻게 당질을 없앴을까? 맛은 기존 맥주와 똑같을까? 마시기 전부터 궁금한 점이 한두 개가 아니었다. 이러한 궁금증을 풀기 위해 '이치방 시보리 당질 제로' 맥주의 기술 개발을 담당한 기린 홀딩스 음료미래연구소의 모리시타 아이코 씨를 찾아갔다.

"맥주를 참아왔던 애주가들이 반가워할 만한 소식이군요. 당질 제로 맥주를 개발하게 된 계기는 무엇인가요?"

"지금으로부터 5년 전, 제가 육아 휴직을 하던 당시에 친구가 '맥주는 너무 먹고 싶은데 살찔까 봐 한 잔만 마시고 그만 마실게' 하고 무심코 던진 말 한마디가 계기가 되었어요. 친구처럼 생각하는 사람이 많을지도 모른다는 생각에 회사에 제안했더니 직원 중에서도 그런 말을 하는 사람이 있어서 깜짝 놀랐죠."(모리시타)

당질을 신경 쓰지 않고 맥주를 마음 편히 마시고 싶은 사람, 건강을 챙기려고 좋아하는 맥주 대신 하이볼을 마시는 사람들을 위해 맛있는 당질 제로 맥주를 만들고자 2015년 봄부터 개발에 착수했다고 한다. 일반 맥주는 수십 번 정도의 시험 제조를 거치는데 이번 당질 제로 맥주는 시험 제조만 350회 이상을 실시했다고 하니 얼마나 만들기 어려웠는지 가늠할 수 있다. 하지만 다른 당질 제로 발포주는 많은데 왜 당질 제로 맥주를 만들기는 어려웠을까?

"주세법에 따르면 **맥주는 맥아 사용 비율이 50%를 넘어야** 합니다. 보리를 많이 사용해야 맥주 본연의 맛이 살아나니까 그만큼 맥아에 든 당질도 많아지겠죠. 맥주에 든 당질은 풍미를 내고 맛을 결정하는 요소이기 때문에 이제까지 당질 제로 맥주를 만드는 것은 어렵다고 여겨졌습니다. 반면에 맥아 사용 비율이 낮은 발포주나 다른 원료로 만든 맥주 같은 경우에는 당질을 없애도 보리 이외의 부원료로 맛을 낼 수 있어요."(모리시타)

당질 제로 맥주를 만드는 일이 어려웠던 이유는 맥아 사용 비율과 재료의 제약 때문이었다.

효모가 당을 먹어 치운다

그렇다면 당질 제로 맥주를 구현하기 위해 어떤 점에 주력했을까?

"당질 제로 맥주를 만들기 위해 특히 두 가지 점에 주력했습니다. 먼저 첫 번째는 맥주의 주재료인 맥아를 선정하는 일입니다. 맥주를 만들때, 맥아의 역할은 맥아에 들어 있는 효소의 힘으로 고분자인 전분을 저분자인 당으로 바꾸는 것입니다(이 과정을 '당화'라고 한다)."(모리시타)

그렇게 만들어진 당을 효모가 먹어 치우면 알코올이 생성되는데, 이러한 당화 과정에서 다양한 크기의 크고 작은 당이 만들어진다.

"크기가 작은 당은 효모가 남김없이 먹어 치우지만 크기가 큰 당은 맥

▶ 당질 제로 맥주를 만드는 과정

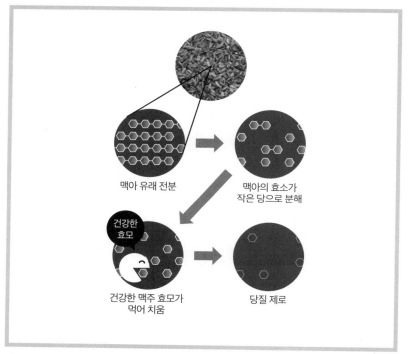

맥아 유래 전분

맥아의 효소가
작은 당으로 분해

건강한
효모

건강한 맥주 효모가
먹어 치움

당질 제로

기린 맥주의 자료를 바탕으로 작성

주 안에 남게 됩니다. 이번 개발 과정에서도 효모가 먹어 치우지 못하는
큰 당을 어떻게 없앨지 고민하다가, 효모가 남김없이 먹을 수 있게 작은
당으로 분해해주면 될 것 같아 이에 가장 적합한 맥아와 당화 조건을 선
정했습니다."(모리시타)

맥아 선정에만 3년 반이라는 시간이 걸렸는데, 다양한 맥아를 주문해
분석하고 가설을 세운 뒤 검증하는 과정을 수없이 반복한 끝에 결정했

다고 한다.

두 번째로 주력한 점은 알코올을 발효하는 효모다.

"당질 제로 맥주를 만드는 데 성공하려면 맥아 효소로 작게 분해한 당을 효모가 전부 먹어 치워야 합니다. 기존 맥주보다 엄격하게 관리한 당을 부지런히 먹어 치워줄 건강한 효모를 자사의 맥주 효모 중에서 엄선했습니다. 발효 기간은 기존 맥주와 비슷하고, 효모가 당을 먹어 치우는 데 적합한 온도는 데이터를 분석해 조절하고 있습니다."(모리시타)

자꾸 끌리는 그 맛은…

들을수록 놀라운 최첨단 기술이다. 그런 놀라운 기술을 이용한 맥주가 탄생하다니 이전에는 생각지도 못했다. 최첨단 기술이 낳은 선물이라는 사실을 알고 나니 어떤 맛일지가 제일 궁금하다. 맥주 애호가들이 선호하는 맛을 구현하기 위해 어떤 연구를 했는지 모리시타 씨에게 물어보았다.

"앞서 말한 것처럼 맥주의 당질을 맛있다고 느끼는 사람도 있습니다. 당질 제로는 그런 맛있는 요소를 없앤 것이죠. 그렇다면 무엇으로 맛을 내야 할까 고민하던 무렵 '이치방 시보리 제조법'은 지켜야 한다는 생각이 들었어요. 보통 맥주는 첫 번째 즙과 두 번째 즙을 사용합니다. 이와 달리 이치방 시보리 제조법은 주원료인 보리에서 추출한 첫 번째 즙만을 사용하는 제조 공정을 말합니다. 재료의 좋은 품질을 최대한 살려서

보리 본연의 진한 맛과 깔끔한 맛을 구현한 것이죠."(모리시타)

그리하여 5년이라는 시간이 지나 '이치방 시보리 당질 제로' 맥주가 완성되었다. 알코올 도수는 **4%**인데, 맛을 중시하다 보니 4%가 가장 알맞았다고 한다. 매달 한 번은 맥주를 마신다는 네티즌을 대상으로 사전 조사를 진행한 결과 '목 넘김이 부드럽다', '맛있다'라는 답변이 94%나 되었다.

나도 곧바로 '이치방 시보리 당질 제로' 맥주를 마셔보았다. 솔직히 반신반의하기도 했지만 입안 가득 '탁' 터지는 시원함 속에서 보리 본연의 진한 맛이 느껴졌고, 적당한 목 넘김이 맥주를 마셨을 때 찾아오는 만족감을 채워주었다. 당질 제로가 아닌 기존 맥주와 비교하면 약간 가벼운 목 넘김이었지만, 오랫동안 맥주 대신 당질 제로 하이볼을 마셔왔던 나에게는 만족스러웠다. 너무 무겁지도 너무 가볍지도 않은 맛이랄까.

신종 코로나바이러스의 영향으로 집에서 술을 즐기는 사람이 늘어나면서 당질 제로 맥주의 수요는 앞으로도 늘어날 전망이다. 실제로 기린 맥주가 출시한 당질 제로 상품의 매출은 탄레이 그린 라벨이 전년 대비 104%, 탄레이 플래티넘 더블이 106%, 노도고시 제로가 111%로 모두 증가했다(2020년 1~7월).

건강을 지향하는 술은 앞으로도 꾸준히 출시될 예정이다.

근육을
늘려주는
추천 술안주는?

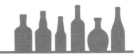

리쓰메이칸대학 교수_ 후지타 사토시

단백질은 매끼 나누어 섭취하라

술안주는 술맛과 어울리는지가 가장 중요하므로 근육을 늘리기 위해 안주를 고르는 사람은 별로 없을 것이다. 하지만 매일 취미 삼아 **근력 운동**을 하면서부터는 내 생활의 모든 면에서 근육이 신경 쓰였다.

코로나 사태를 맞이해 근육 운동에 온통 정신을 빼앗긴 나로서는 술 안주도 근육의 재료로 쓰일지가 매우 중요하다. 근육량을 유지해야 비만 도 막을 수 있고 병도 예방할 수 있기 때문이다.

사실 **근력 운동을 한 뒤 바로 술을 마시면 근육 합성률이 떨어진다**고 한다. 운 동 후에 맥주를 즐긴다면 근력 운동을 하고 나서 충분한 시간이 지난 뒤에 마셔야 한다.

이렇듯 근육 생성의 원리도 과학적 지식을 바탕으로 이해해두지 않으면 효과가 반감한다. 근육 생성에 도움이 되는 술안주를 선택하는 방법도 궁금하다. 근육 합성에 정통한 리쓰메이칸대학 스포츠건강과학부 후지타 사토시 교수에게 근육이 증가하는 메커니즘을 배워보자.

먼저 **단백질**의 기본적인 역할이 무엇인지 다시 한번 물어보았다. 근육이 단백질로 이루어져 있다는 사실은 알지만, 우리 몸속에서 단백질은 어떤 역할을 담당하고 있을까?

"몸을 이루는 근육, 피부, 머리카락, 내장 조직, 호르몬, 효소 등은 거의 모두 단백질로 만들어져 있고, 특히 근육은 수분 이외에 80%가 단백질로 구성되어 있습니다. 또 근육에 있는 단백질은 긴급 상황에서 분해되어 에너지원으로도 사용됩니다."(후지타)

몸은 대부분 단백질로 이루어져 있다. 단백질이 얼마나 중요한지 알수 있는 대목이다. 또 단백질은 신경 쓰지 않으면 부족해지기 쉽다. 역시 매일 섭취해야 할까?

"네, 단백질은 매일 섭취해야 합니다. 식사로 섭취하는 단백질은 **아미노산**으로 분해되어 몸의 각 부위에서 단백질로 재합성됩니다. 체내에서는 단백질 합성과 아미노산으로 분해되는 과정이 매 순간 이루어지고 있고, 일부 아미노산은 연소되거나 배출되기 때문에 단백질을 매일 챙겨먹어야 합니다."(후지타)

그렇다면 하루 적정 섭취량이 궁금하다. 보통 생각하기에는 몸에 좋으니까 많이 먹을수록 좋다고 생각하기 쉬운데 어떨까?

"매일 세 끼 합쳐서 60~70g이 적당합니다. 중장년의 경우에는 한 끼에 체중 1kg당 0.4g을 기준으로 섭취해주세요. 이 계산식으로 보면 체중이 50kg인 여성은 한 끼에 20g, 세 끼 합쳐서 60g을 섭취해야 합니다. 저도 이렇게 계산하고 있어요. 또 한 끼에 하루 치 단백질 섭취량을 모두 채우려 하지 말고 반드시 세 끼 나누어서 섭취하시기 바랍니다."(후지타)

어떻게 하면 한 끼에 단백질 20g을 채울 수 있을까? 고기나 생선이라면 부위마다 다르지만 100g 정도가 단백질 약 20g을 포함하고 있다고 한다. 돼지 안심살은 2~3조각, 고등어 1조각, 참치 1캔 정도가 적당하다.

또 달걀 1개에는 약 6.2g, 우유 200mL에는 6.8g, 낫토 1팩(50g)에는 8.3g 정도의 단백질이 들어 있다. 밥이나 빵과 같은 곡물에도 단백질이 들어 있는데, 가볍게 뜬 밥 1공기에는 3.8g, 식빵 1장에는 5.6g 정도가 포함되어 있다. 이렇게 음식을 적절히 조합해서 20g을 섭취하도록 하자.

열심히 먹으면 어떻게든 섭취할 수 있는 양이지만, 아침이나 점심에는 바쁘다 보니 식사를 거를 때가 많아 그만큼의 양을 먹기 힘들다는 사람도 있을 것이다. 하지만 안심해도 좋다. 단백질은 **단백질 보충제**로 섭취해도 좋다고 후지타 박사는 말한다.

"단백질 보충제는 고기로 단백질을 섭취하는 것보다 근육을 빠르게 합성한다고 알려져 있습니다. 그렇다고 해서 식사 대용으로 단백질 보충제만 섭취하는 것은 추천하지 않습니다. 어디까지나 보조 식품으로 생

각해주세요."(후지타)

후지타 박사의 말에 따르면 근육 합성에는 단백질 보충제가 더 효과적일지 모르지만, 고기나 생선을 추천하는 이유는 다른 영양소도 고르게 섭취할 수 있기 때문이라고 한다. 따라서 식사로 채우지 못한 양을 단백질 보충제로 보완한다고 생각하는 것이 바람직하다.

동물성 단백질로 근육 합성을 촉진한다

단백질 보충제를 언제 먹는지도 중요하다.

"근육을 단련할 때는 근력 운동과 함께 단백질 보충제를 먹으면 좋습니다. 먹는 타이밍은 엄격하게 지키지 않아도 되지만 근력 운동 후 1~2시간 이내에 섭취하면 근육 합성률을 높일 수 있습니다."(후지타)

단백질 보충제를 먹으면 그만큼 포만감이 들 때가 있다. 따라서 다이어트 중인 사람은 식전에 단백질 보충제를 먹으면 어느 정도 포만감이 생기기 때문에 과식을 막을 수 있다는 솔깃한 정보도 있다. 반대로 고령자는 식전에 단백질 보충제를 먹으면 식사를 충분히 하지 못하기 때문에 식후에 먹는 것이 좋다고 한다.

단백질은 대두와 같은 '식물성 단백질'과 고기와 같은 '동물성 단백질'로 나뉘는데, 근육을 늘리는 데에는 동물성 단백질을 추천한다고 후지타 박사는 말한다.

"동물성 단백질의 이점은 아미노산이 풍부하고 균형 있게 들어 있다

▶ 류신과 근력 운동이 mTOR를 자극해 근육 합성을 촉진한다

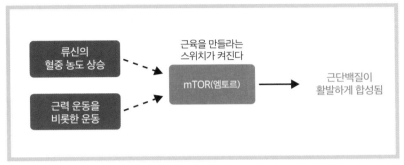

근력 운동을 열심히 하거나 아미노산의 일종인 류신의 혈중 농도가 상승하면, 근육 합성률을 높이는 효소인 mTOR가 세포 내에 작용한다.

는 점입니다. 또 필수 아미노산의 일종이자 근육 합성을 촉진하는 **류신**이 풍부하게 포함되어 있어 추천합니다."(후지타)

다만 동물성 단백질을 섭취하기 위해 고기나 생선을 먹을 때는 지방을 과도하게 섭취하지 않도록 주의해야 한다. 후지타 박사는 살코기나 가다랑어처럼 되도록 지방이 적은 음식을 선택하라고 조언한다.

근력 운동을 하는 사람에게 가장 좋은 술안주는 동물성 단백질이 풍부하고 지방이 적은 음식이다. 즉, 닭튀김보다는 구운 닭이나 참치, 가다랑어의 붉은 살을 회로 먹는 것이 좋다. 닭가슴살 매실 깻잎 말이나 계란말이도 좋을 듯하다. 또 식물성 단백질이지만 단백질 함량이 높은 데친 두부도 추천한다.

참고로 근육을 늘리기보다 근육량을 유지하면서 살을 빼고 싶은 사람은 낫토나 두부와 같은 식물성 단백질을 섭취하면, 지방을 태우는 데

효과를 볼 수 있다. 또 단백질뿐만 아니라 근육 합성을 촉진하는 음식도 함께 먹으면 좋다. 그중에서도 특히 **비타민 B군**과 **비타민 D**를 적극적으로 섭취해야 한다.

"비타민 B군은 운동으로 쌓인 피로를 해소하고, 비타민 D는 근육 합성을 촉진합니다. 단백질과 함께 이 영양소를 신경 써서 섭취하면 좋습니다. 그 밖에도 탄수화물, 비타민 C, 아연, 철분, 칼슘 등을 균형 있게 섭취하는 것이 중요합니다."(후지타)

비타민 B군 중에서도 B6는 아미노산의 재합성을 돕는 역할을 하며, 생선의 붉은 살이나 닭가슴살에 풍부하게 들어 있다. 비타민 D는 등푸른생선에 많고 햇볕을 쬐면 체내에서 합성된다.

근력 운동을 하는 애주가들은 '근육=단백질'이라는 공식이 머릿속에 각인되어 있어서 무심코 다른 영양소를 소홀히 하기 쉽다. 또 몸을 날씬하게 만들기 위해 탄수화물을 제한하기도 하는데 탄수화물이 부족하면 근육이 분해될 수 있으므로 주의해야 한다. 근력 운동으로 근육을 늘리고 싶다면 탄수화물도 충분히 섭취해야 한다.

단백질을 효과적으로 섭취하는 방법은 알아보았으니 식생활이 아닌 다른 면에서 주의해야 할 점은 없는지 물어보았다.

"술을 좋아하는 분들에게는 자기 전에 절대 술을 마시지 말라고 조언하고 싶습니다. 자기 전에 술을 마시면 수면의 질이 떨어져 한밤중에 잠이 깨기 때문에 오히려 수면 부족을 일으킬 수 있어요. 수면이 부족하면 스트레스 호르몬이 분비되어 근육이 분해되기 쉽습니다."(후지타)

근력 운동을 비롯한 운동은 수면의 질을 높인다고 알려져 있으나 밤 9시 이후에 하는 운동은 교감신경을 자극해 숙면을 방해한다. 밤에 근력 운동을 한다면 저녁 8시 이전에 끝내는 것이 좋다.

또 꾸준한 운동이 어렵게 느껴진다면 먼저 일상생활 속에서 의식적으로 운동량을 늘리는 방법도 효과적이다. 에스컬레이터가 아닌 계단을 이용하고, 한 정거장 미리 내려서 걷는 등 조금만 신경 쓰면 운동량을 늘릴 수 있다.

건강을 위해서 근육이 중요하다는 사실은 아무리 강조해도 지나치지 않다. 아무쪼록 건강하게 오래 술을 즐기기 위해서라도 근력 운동을 하길 바란다.

레드 와인은 왜 건강에 좋을까?

'프렌치 패러독스(French Paradox)'라는 말을 들어 본 적이 있는가? 프렌치 패러 독스란 프랑스인은 흡연율이 높고 버터나 육류와 같은 동물성 지방을 많이 섭 취하는데도 심혈관 질환 사망자가 적다는 가설을 말한다. 1990년대 초반 프랑 스의 르노 박사 연구팀이 10만 명을 대상으로 유지방(동물성 지방)·와인 소비량 과 허혈성 심혈관 질환(심근경색, 협심증)의 상관관계를 조사한 결과, 이 가설은 사실로 밝혀졌다.

이를 계기로 일본에서도 레드 와인의 효능이 미디어를 통해 알려지면서 그 때까지 사케나 소주만 고집하던 사람들도 레드 와인을 마시기 시작했다.

레드 와인이 건강에 좋은 이유는 폴리페놀이 풍부하게 들어 있기 때문이다. 폴리페놀은 차에도 들어 있지만 레드 와인에 포함된 양이 압도적으로 많다. 레 드 와인에는 녹차보다 6배나 많은 폴리페놀이 들어 있다.

폴리페놀은 식물이 광합성으로 생성하는 색소와 떫은맛을 내는 성분이 며, 활성산소로 산화된 몸을 치유해주는 항산화 물질이다. 폴리페놀은 종류가 5000개나 되는데 레드 와인에 들어 있는 대표적인 물질은 안토시아닌, 레스 베라트롤, 타닌 등이다.

포도 껍질과 씨에는 폴리페놀이 가득 들어 있다. 레드 와인은 껍질, 과즙, 씨 를 통째로 넣고 발효시킨 뒤 특유의 색과 떫은맛을 내기 위해 당분간 그대로 숙성시킨다. 껍질과 씨를 제거해서 만든 화이트 와인보다 레드 와인에 폴리페

▶ 껍질과 씨에 풍부하게 들어 있는 포도의 폴리페놀

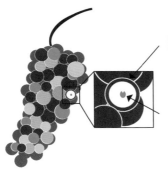

껍질 25~50%
- 안토시아닌류
- 플라보노이드
- 레스베라트롤

씨 50~70%
- 카테킨류
- 케르세틴
- 프로안토사이아니딘
- 타닌

놀이 더 풍부하게 들어 있는 이유는 이러한 양조법의 차이 때문이다.

다만 화이트 와인 중에서도 오크나무통에서 숙성한 와인은 폴리페놀 함량이 높다고 한다. 나무에 들어 있는 폴리페놀이 와인에 스며들기 때문이다. 따라서 캘리포니아 화이트 와인처럼 나무 향이 강하게 나는 와인은 폴리페놀이 다량 함유되어 있다.

제 6 장

술과
면역

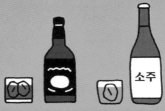

도수 높은 술은 '면역력'을 낮춘다?

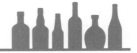

데이쿄대학 특임교수_ 아베 료

술은 면역력에 영향을 미친다

TV에서 이런 대화가 흘러나왔다.

"술을 마시면 **면역력**이 떨어지니까요."

"맞아요. 그러니 코로나 시국에는 술을 마시지 않는 것이 좋죠."

예전부터 알코올이 면역력을 떨어뜨린다는 말은 자주 들었지만, 코로나 시대를 맞이해 다시금 화제가 된 모양이다.

그렇다고는 하나 '이 말이 진실일까?' 하는 의문이 들었다. 사실 나는 이렇게 매일 술을 마시는데도 요 몇 년간 감기조차 걸리지 않았고, 50세가 넘어서도 큰 병에 걸리거나 입원한 적이 없다. 따로 수치를 확인해본 적은 없지만 면역력은 강한 듯하다. 그래서 알코올이 면역력을 떨어뜨린다는 견해를 완전히 믿기가 어려웠다.

하지만 신종 코로나바이러스 감염증에 걸린 환자 중에서 술을 자주 마시는 사람일수록 폐렴에 걸릴 위험이 크다는 연구 보고가 있다. 음주량이 늘어나면 면역 기능이 떨어져 폐렴에 걸리기 쉽다는 것이다.

이것이 진짜라면 알코올은 어떤 원리로 면역에 악영향을 미치는 것일까? 면역의 메커니즘을 모른 채 술을 계속 마시는 것도 조금 불안하다. 그래서 데이쿄대학 첨단종합연구기구의 특임교수이자 면역학 전문가인 아베 료 박사에게 물어보았다.

"알코올은 면역에 해로운 영향을 끼치나요?"

"네, 그렇습니다. 알코올은 인간의 면역에 여러 가지 영향을 미칩니다. 한 가지 예로 목이 찌릿찌릿한 **보드카**처럼 **알코올 도수가 높은 술**을 마시면 목의 점막이 다칠 우려가 있고, 점막에 상처가 나면 면역력이 약해집니다."(아베)

애주가 중에는 위스키나 보드카의 화한 자극을 즐기는 사람도 적지 않다. 목이 타들어갈 듯한 통증이 점막에 상처를 입히고 면역에도 문제를 일으킬 줄은 몰랐다. 목의 점막도 면역과 관련이 있다니. 면역이라는 단어는 익숙하지만 면역의 메커니즘은 생소하다. 이번 기회에 면역에 대한 기본 지식을 새로이 배워보자.

"면역의 '역'은 병을 의미합니다. 병에서 벗어나다, 즉 면역이란 문자 그대로 병원체로부터 몸을 지키는 방어 시스템을 가리킵니다."(아베)

감사하게도 우리는 이러한 면역 시스템을 갖춘 덕분에 신종 코로나바이러스를 비롯한 각종 병원체가 몸에 들어오지 못하게 막고, 설령 침입하더라도 물리칠 수 있는 것이다. 우리 몸의 면역 시스템은 '**3단계**'로 이루어져 있다.

"바이러스와 같은 병원체를 물리치는 면역 시스템은 3단계로 나뉩니다. 첫 번째 단계에서는 '**천연 장벽**'이라고 불리는 피부, 점막 등이 병원체의 침입을 막습니다. 만약 침입을 막지 못한 경우에는 다음 두 번째 단계인 '**선천성 면역(자연 면역)**'이 작동해 대식세포(Macrophage)를 비롯한 식세포가 병원체를 모조리 먹어 치우죠. 그래도 병원체를 물리치지 못했을 때는 마지막 세 번째 단계인 '**후천성 면역(획득 면역)**'이 활성화되어 해당 병

▶ 면역 3단계

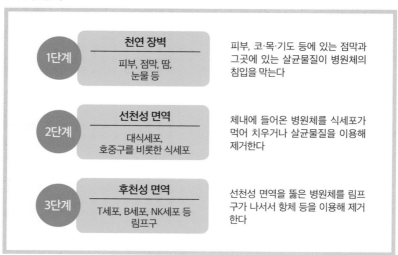

1단계	천연 장벽 피부, 점막, 땀, 눈물 등	피부, 코·목·기도 등에 있는 점막과 그곳에 있는 살균물질이 병원체의 침입을 막는다
2단계	선천성 면역 대식세포, 호중구를 비롯한 식세포	체내에 들어온 병원체를 식세포가 먹어 치우거나 살균물질을 이용해 제거한다
3단계	후천성 면역 T세포, B세포, NK세포 등 림프구	선천성 면역을 뚫은 병원체를 림프구가 나서서 항체 등을 이용해 제거한다

원체를 격퇴할 만한 공격을 이어나갑니다."(아베)

이렇듯 몸을 지키는 면역 시스템은 매우 정교한 메커니즘으로 이루어져 있다. 그렇다면 알코올은 이 3단계 중 어디에 영향을 미치는 것일까?

"알코올은 사실 이 모든 단계에 직접적인 영향을 미칩니다. 술은 인간의 면역에 해로운 물질이라고 할 수 있죠."(아베)

이는 매우 충격적이어서 누가 거짓말이라고 해주었으면 좋겠다.

병원체의 침입을 막는 천연 장벽

이제 면역의 자세한 메커니즘을 단계별로 살펴보자.

"먼저 첫 번째 단계인 천연 장벽은 몸 곳곳에 분포해 있으며 크게 세가지로 나뉩니다. 첫 번째는 땀, 눈물, 타액, 소변과 같은 '**물리적 장벽**'입니다. 또 눈에는 보이지 않지만 장융모, 기도의 선모가 체내에 들어오려는 병원체를 밖으로 밀어내고 있죠. 감기에 걸렸을 때 가래가 나오는 이유는 선모의 작용 때문입니다."(아베)

이러한 설명을 듣고 나니 땀과 눈물이 소중하게 느껴진다. 그 밖에는 어떤 장벽이 있을까?

"두 번째 장벽은 '**화학적 장벽**'입니다. 위산과 같은 점액에 들어 있는 효소와 산성 물질, 피부를 구성하는 지방산과 젖산, 몸의 표면에 존재하는 항균펩타이드가 이에 해당합니다."(아베)

마지막으로 세 번째는 '**미생물학적 장벽**'이다.

▶ 병원체의 침입을 막는 '천연 장벽' 세 종류

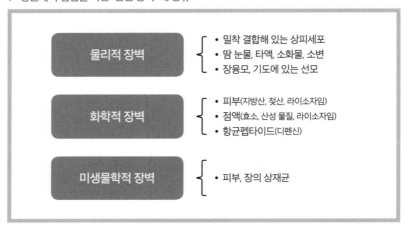

"세 번째는 피부와 장에 존재하는 상재균입니다. 얼굴을 너무 자주 씻거나 감기에 걸려 조금만 아파도 항생제를 복용하는 사람이 있는데 그렇게 하면 아깝게도 상재균이 사라집니다. 저는 얼굴을 너무 자주 씻지 않도록 하고 있어요."(아베)

감기에 걸려 처방받은 항생제를 먹는 것까지는 좋으나 먹고 나서 간혹 설사를 하기도 하는데, 그럴 때 고마운 상재균이 줄어든다고 한다.

"젊은 사람은 천연 장벽이 튼튼해서 병원체에 강합니다. 신종 코로나 바이러스를 보면 알 수 있듯이 젊은 사람은 감염이 되어도 중증으로 가는 경우가 드물죠. 이는 천연 장벽이 역할을 제대로 하고 있기 때문입니다. 다만 개인차가 있어서 젊으니까 절대 중증으로 가지 않을 거라고 단언하기는 어렵습니다."(아베)

이렇듯 땀과 위산, 상재균이 천연 장벽으로서 든든하게 수비를 하고 있다. 앞서 말했듯이 보드카처럼 알코올 도수가 높은 술을 조심해야 하는 이유는 천연 장벽인 점막이 손상을 입기 때문이다.

"천연 장벽인 점막에 상처가 나지 않도록 목에 통증을 일으키는 도수 높은 술은 피하는 것이 좋습니다. 꼭 마셔야 한다면 물이나 탄산수에 희석해서 마시도록 하세요."(아베)

면역을 위해서라도 알코올 도수가 높은 술을 어떻게 마셔야 할지 다시 한번 고민해보자.

술 마시면
면역력이 떨어지는
무서운 메커니즘

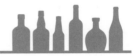

데이쿄대학 특임교수_ 아베 료

술을 마시면 '대식세포'가 우왕좌왕

보드카처럼 목이 타들어 갈 듯한 도수 높은 술은 목의 점막에 상처를 입혀 면역력을 떨어뜨릴 우려가 있다. 면역학 전문가이자 데이쿄대학 특임교수인 아베 박사에게 이런 무서운 말을 들었다.

인간의 면역 시스템은 3단계로 나뉘는데 목의 점막은 피부와 함께 첫 번째 단계인 **'천연 장벽'**으로, 바이러스를 비롯한 병원체의 침입을 막는다. 피부와 점막이 건조하거나 상처가 생기면 병원체는 천연 장벽을 뚫고 몸속으로 들어온다. 알코올 도수가 높은 술은 목의 점막에 상처를 입히기 때문에 마셔야 한다면 물이나 탄산수에 희석해서 마시는 것이

196

좋다.

알코올은 두 번째 단계인 '**선천성 면역**'과 마지막 세 번째 단계인 '**후천성 면역**'에도 해로운 영향을 미친다. 그 메커니즘에 대해서도 알아보자.

"병원체가 첫 번째 단계인 '천연 장벽'을 돌파하면 그다음에는 어떻게 되나요?"

"그다음에는 두 번째 단계인 '선천성 면역'이 병원체를 퇴치합니다. 개중에는 병원체를 마구 잡아먹으며 멋지게 활약하는 '**대식세포**'라는 식세포가 있습니다. 대식세포는 병원체를 직접 삼켜 사멸시킬 뿐만 아니라 **사이토카인**이라는 물질을 내뿜습니다. 사이토카인을 내뿜어 혈관 내에

▶ '선천성 면역'으로 일어나는 염증 반응

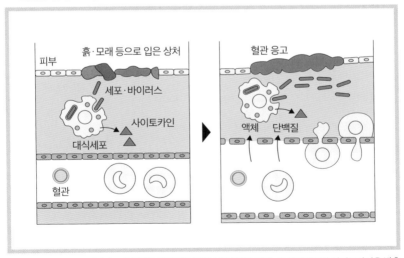

선천성 면역계에서는 대식세포가 침입한 병원체를 직접 삼켜 사멸시킨다. 또 대식세포가 사이토카인을 방출해 지원군이 모여들면 그 부위에 염증이 생긴다. 이 그림은 상처 난 피부를 통해 병원체가 침입한 예시다.

있는 **호중구**(백혈구의 일종), 즉 지원군을 부르는 것입니다."(아베)

그러한 선천성 면역의 작용 때문에 열이나 부기 같은 '**염증**'이 생긴다고 한다.

"염증이 생기면 병원체는 약해집니다. 쉽게 설명해서 감기에 걸리면 목이 붓거나 콧물이 나죠? 그건 선천성 면역계가 목이나 코에 염증을 일으켜 병원체를 물리치려고 하는 것입니다. 따라서 병력이 있는 사람이나 고령자는 둘째 치더라도 젊은 사람은 선천성 면역이 정상적으로 작동하기 때문에 목이 조금 아픈 정도로는 약을 먹지 않아도 됩니다."(아베)

아베 박사의 말에 따르면 알코올은 식세포인 대식세포에 손상을 입힌다고 한다.

"알코올은 대식세포에 직접 작용해 혼란을 주고 기능을 떨어뜨린다고 알려져 있습니다. 특히 오랜 시간 음주를 하면 그 영향은 더욱 커집니다."(아베)

애주가들은 이 시점에서 두려움을 느끼겠지만 이것이 끝이 아니다.

"바이러스에 감염되면 사이토카인의 일종인 'I형 인터페론'이 분비됩니다. I형 인터페론은 바이러스에 감염된 세포의 방어 기능을 활성화하는 역할을 하는데, 알코올은 I형 인터페론의 생산을 억제한다고 알려져 있어요."(아베)

신종 코로나바이러스로 떠들썩한 요즘, 바이러스로부터 몸을 지키는 I형 인터페론까지 영향을 받는다니 잔을 든 손이 움직이질 않는다.

후천성 면역은 '마지막 보루'이지만…

그렇다면 '마지막 보루'이기도 한 세 번째 단계 면역 시스템은 어떨까?

"선천성 면역으로도 병원체를 물리치지 못했을 때는 면역 시스템의 최종 병기인 '후천성 면역(획득 면역 또는 적응 면역)'이 작동합니다. 이 면역계는 대식세포처럼 항상 몸속을 순찰하지는 않습니다. 따라서 병원체에 감염되면 몇 시간 안에 활성화되는 선천성 면역과는 달리, 후천성 면역은 활성화하는 데에는 수일이 걸립니다."(아베)

최종 병기인 만큼 그 시스템은 실로 정교하고도 강력하다.

"먼저 선천성 면역인 수지상 세포가 병원체의 정보를 파악하고, 그 정보를 림프구의 일종인 T세포에게 전달합니다. **수지상 세포**는 이른바 '스파이' 같은 존재라고 할 수 있죠. 병원체의 정보를 받은 **T세포**는 그 병원체를 물리치는 데 알맞은 공격을 하도록 여러 세포를 일깨우는 역할을 합니다. 그중에서도 특히 유능한 **B세포**는 병원체를 공격하는 '**항체**'를 만들어 냅니다."(아베)

후천성 면역이 선천성 면역과 크게 다른 점은 '**면역 기억**'이 있다는 것이다.

"면역 기억이란 간단하게 말하면 한 번 걸린 전염병에 다시 걸리지 않거나 걸려도 가벼운 증상으로 끝나는 것을 말합니다."(아베)

수지상 세포는 스파이, T세포는 사령관 역할을 하고 B세포는 공격할 미사일을 만든다. 보이지 않는 곳에서 우리 몸을 지켜주는 고도의 방어 시스템이라고 할 수 있다. 그만큼 복잡하고 정교해서 알코올쯤은 별것 아닌 줄 알았더니 그렇지 않은 모양이다.

"선천성 면역계에서 대식세포의 작용이 알코올로 저하되면, 스파이 역할을 하는 수지상 세포의 기능도 떨어진다고 알려져 있습니다. 또 T세포와 B세포를 비롯한 림프구에도 알코올이 어느 정도 영향을 미친다는 동물 실험 결과도 있어요."(아베)

역시 T세포와 B세포가 일하는 고도의 면역 시스템도 알코올의 영향을 피하기는 어려운 듯하다.

안타깝게도 알코올은 모든 면역 시스템에 악영향을 미친다. 이번 코로나 사태처럼 전염병이 유행하는 시기에는 평소보다 술을 자제하는 편이 나을지도 모른다. 216쪽에서도 언급하겠지만 술을 자주 마시는 사람은 신종 코로나바이러스 백신을 접종해도 '항체 값'이 오르지 않는다는 연구 보고도 있다.

욕구를 이기지 못하고 과음한 탓에 면역력이 떨어져 바이러스에 감염된다면 큰 손해가 아닐 수 없다. 좋아하는 술을 탓하지 않기 위해서라도 코로나 시국을 맞이해 음주 습관을 되돌아보고 면역력을 키우는 것이 중요하다. 정식으로 코로나19가 종식되어 예전처럼 술을 자유롭게 마실 수 있는 날이 오면 그때 마음껏 즐기자.

술이
면역에 미치는
심각한 2차 영향

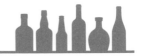

데이쿄대학 특임교수_ 아베 료

알코올이 신체에 미치는 2차 영향이란?

알코올은 인간의 면역에 여러 가지 해를 입힌다. 이것이 단지 소문이기를 바랐으나 슬프게도 진실이었다.

우리 몸은 바이러스를 비롯한 병원체로부터 몸을 지키는 매우 정교한 면역 시스템을 갖추고 있다. 면역 시스템은 천연 장벽, 선천성 면역, 후천성 면역이라는 3단계로 이루어져 있으며, 알코올은 이 모든 단계에 직접적인 영향을 미친다.

예를 들어, 목을 찌릿찌릿하게 만드는 도수 높은 술은 천연 장벽인 목의 점막에 상처를 입혀 면역력을 떨어뜨린다. 또 선천성 면역 중에서 병원체를 마구 먹어 치우는 대식세포가 알코올의 영향을 받으면 기능이 저하되거나 혼란이 생긴다. 더 나아가 후천성 면역계를 이루는 T세포와 B세포를 비롯한 림프구도 어느 정도 알코올의 영향을 받는다는 동물 실험 결과가 있다.

데이쿄대학 첨단종합연구기구의 특임교수이자 면역학 전문가인 아베 료 박사는 이러한 직접적인 영향뿐만 아니라, 알코올이 각종 병을 일으켜 **면역에 2차 영향을 끼칠 우려**가 있기 때문에 더욱 심각하다고 말한다. 도대체 어떻게 된 일일까?

"2차 폐해란 쉽게 말하면 만성적인 과음, 기름진 술안주로 **당뇨**나 **동맥경화** 같은 **생활습관병**에 걸릴 위험이 커지거나, **간 기능이 저하되어** 면역력이 크게 떨어지는 것을 뜻합니다."(아베)

알코올이 면역 시스템에 직접적인 악영향을 미친다고 해도 그것은 일시적일 뿐, 숙취가 나아지듯이 면역 시스템도 점차 회복된다. 그러나 장기간에 걸친 잦은 음주로 생활습관병에 걸리면, 만성적으로 면역력이 저하된다.

과도한 음주는 당뇨, 고혈압, 동맥경화, 간 기능 저하, 암 등을 유발한다. 이러한 병에 걸리면 면역 기능이 저하되고 신종 코로나바이러스가 창궐하는 요즘 같은 시기에는 위험에 직면할 수도 있다. 그렇다면 어떠한 메커니즘으로 이러한 병이 면역에 영향을 미치는 것일까?

"생각해볼 수 있는 원인은 '**혈류**'입니다. 당뇨에 걸리면 혈당이 높아 혈액이 끈적해지고, 동맥경화에 걸리면 혈관이 굳어 혈액의 흐름이 나빠짐

▶ 알코올이 면역에 미치는 2차 영향

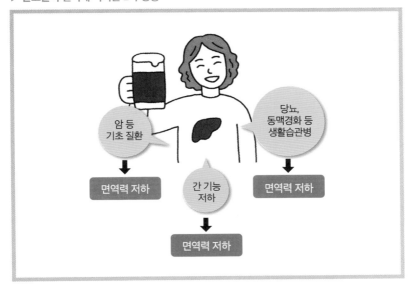

니다. 혈류가 원활하지 못하면 면역 세포가 체내에 필요한 곳으로 이동하기 어렵습니다."(아베)

정교한 면역 시스템에도 '혈류'라는 약점이 있었다. 요즘 혈관 나이의 중요성이 대두되고 있는데, 혈관 상태와 혈류는 면역에도 큰 영향을 미치는 모양이다. 그렇다면 간 기능 저하는 어떨까?

"간이 알코올을 대사하는 과정에서 아세트알데히드가 만들어집니다. 술을 과하게 자주 마시면 간이 미처 다 분해하지 못한 아세트알데히드가 간세포를 공격하게 됩니다. 따라서 간 기능이 저하되고 면역력도 떨어지는 것이죠."(아베)

간은 음식물에서 얻은 영양소를 몸이 사용하기 쉽게 바꾸어 필요한 곳에 공급하는 역할을 한다. 이 기능이 저하되면 면역 세포, 항체와 같은 면역 시스템에 필요한 영양소가 부족해진다. 또 알코올이나 약물, 체내에서 만들어지는 암모니아 같은 유해 물질을 대사하는 일도 간이 담당하기 때문에 이러한 작용이 더뎌져 유해 물질이 쌓이면 면역 세포의 기능도 떨어진다고 알려져 있다.

"게다가 당뇨나 동맥경화에 걸리면 **심장** 기능도 나빠집니다. 심장은 혈액을 전신으로 보내는 펌프 역할을 하는데, 심장 기능이 나빠지면 몸속에 여러 장애가 생겨 혈류가 느려지고, 그것이 원인이 되어 면역력도 떨어지는 것이죠."(아베)

면역력을 지키는 '적당한 음주'

이야기를 거듭할수록 애주가들의 마음이 불편해지는 내용뿐이다.

면역력을 지키려면 당뇨나 동맥경화 발병률을 높이는 음주 습관은 피해야 한다는 사실은 충분히 이해했다. 하지만 금주는 애주가에게 오히려 스트레스를 불러일으킨다. 무언가 좋은 방법은 없을까?

"말씀하신 대로 금주는 오히려 애주가들에게 스트레스를 유발할 수 있습니다. 스트레스는 면역에 해로운 영향을 끼치기 때문에 음주 습관을 고쳐나가야 합니다. 천연 장벽인 점막이 다치지 않도록 목을 자극하는 도수 높은 술은 피하고, 마셔야 한다면 물이나 탄산수에 희석해서 마시도록 하세요. 또 생활습관병이나 암 발병률이 높아지지 않도록 조심해야 합니다. 간이 휴식하는 날을 만드는 것도 좋습니다."(아베)

병에 걸리지 않기 위해서라도 과음하는 습관은 삼가야 한다. 순수 알코올 적정량은 1일 20g, 사케 1홉, 맥주 500mL, 소주 2.5잔, 와인 2잔 정도다. 아베 박사는 이렇게 조언했다.

"요즘 같은 코로나 시국에는 집에서 술을 마시는 사람도 많을 텐데 이번 계기로 음주 습관을 바로잡았으면 합니다. 먼저 술을 스트레스 해소 수단으로 삼지 말아야 합니다. 스트레스를 해소하기 위해 술을 마시면 음주량이 늘어날 수밖에 없기 때문이죠. 운동처럼 음주가 아닌 다른 방법으로 스트레스를 해소해보세요."(아베)

사회적 거리두기 시행으로 집에서 술을 마시다보니 예전보다 음주량이 늘어난 사람도 많을 것이다. 또 생활양식 변화로 스트레스가 쌓여 무심코 술을 입에 대는 사람도 적지 않다. 반면에 재택근무 도입으로 자유시간이 많아져 조깅이나 걷기 운동을 시작했다는 긍정적인 이야기도 자주 들린다. 운동은 술을 대신해 스트레스를 해소해줄 뿐만 아니라 면역 기능도 높여준다.

"그렇습니다. 하지만 어디까지나 운동도 적당히 해야 합니다. 운동도 억지로 하면 오히려 스트레스가 될 수 있으니까요. 너무 격한 운동은 면역력을 떨어뜨린다는 연구 결과도 있습니다."(아베)

그리고 보니 운동선수는 감기에 잘 걸린다는 이야기를 들은 적이 있다. 격한 운동으로 몸이 스트레스를 받으면 **코르티솔**(부신피질 호르몬)이라는 스트레스 호르몬이 분비되어 면역력이 저하될 수 있다고 한다.

"자신에게 맞는 운동을 꾸준하게 하면 면역력을 높이는 데 효과적입니다. 엘리베이터 대신 계단을 이용하거나 가볍게 걷는 것만으로도 충분합니다. 천천히 몸을 움직이는 요가도 좋습니다. 요가는 저도 해보고 싶군요."(아베)

땀을 뻘뻘 흘리는 격한 운동만 운동인 것은 아니다. 중요한 것은 꾸준함이다.

아베 박사는 일상생활에서 주의해야 할 점도 조언해주었다.

"38~40℃ 정도로 따뜻한 물에 느긋하게 몸을 담그면 스트레스도 해소되고 혈액순환도 촉진됩니다. 또 충분한 수면도 빼놓을 수 없겠죠. 다만 일찍 잠들기 위해서 **자기 전에 술을 마시면 역효과**가 일어납니다. 알코올을 섭취하면 얕은 잠을 자니까요."(아베)

애주가들이 신경 쓰는 또 하나는 식사(술안주)다.

"면역력을 높이기 위해 무엇을 먹으면 좋을까요?"

"무엇이든 한 가지 식품만 먹는 것은 좋지 않습니다. 단백질, 탄수화물, 비타민, 미네랄, 식이섬유가 풍부하게 든 식품을 되도록 다양하게 그리고 균형 있게 섭취해야 합니다. 애주가들에게는 어려울지 모르지만 달고 짠 음식은 고혈압과 동맥경화를 유발할 수 있으니 간이 센 음식은 주의해주세요."(아베)

면역 세포는 매일 3~5% 정도 사멸한다고 알려져 있다. 새로운 면역 세포를 만들기 위해서는 충분한 영양이 필요하다.

'다만 생활습관병을 일으키는 비만을 예방하려면 과식은 금물'이라고 아베 박사는 덧붙였다. 더불어 혈류를 방해하는 흡연도 줄이는 것이 좋다고 한다.

간이 휴식하는 날을 만들어 적당한 음주량을 지키고 균형 잡힌 식사를 배가 조금 덜 부르게 먹는 것, 스트레스를 해소하기 위해 적당히 운동하고 잠을 푹 자는 것, 너무 당연한 말이라고 생각할지 모르지만 이것이 면역력을 높이는 올바른 생활 습관이다.

술을 자주 마시는 사람은 감기에 잘 걸리지 않는다?

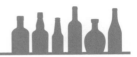

이케부쿠로 오타니클리닉 원장_ 오타니 요시오

아는 듯 모르는 '감기'라는 병

코로나 팬데믹 이후로 '면역'에 대한 관심이 커지고 있다.

면역 기능이 떨어지면 전염병이 중증으로 악화될 위험이 크다. 특히 평소에 술을 자주 마시는 사람은 면역력이 저하될 우려가 있으므로 애주가라면 음주 습관을 되돌아볼 필요가 있다.

하지만 가장 친근한 병인 **'감기'**에 한해서는 이야기가 달라지는 듯하다. 신기하게도 내 주변에 있는 애주가들을 보면 그렇게 술을 많이 마시는데도 감기에 걸리지 않는 사람이 의외로 많다.

이렇게 말하는 나도 그중 한 명이다. 요 몇 년 사이에 감기에 걸려 오래 앓아누운 적이 없다. '감기인가?' 싶어도 더 심해지지 않고 컨디션이 살짝 떨어지는 정도에서 그친다. 혹시 술이 감기를 예방하는 것은 아닐까 하는 의문도 드는데 실제로는 어떨까?

호흡기 질환 전문가이자 이케부쿠로 오타니클리닉 원장인 오타니 요시오 박사에게 물어보았다.

"감기는 어떤 병인가요?"

"감기는 급성 상기도 감염증의 일종으로 **감기 증후군**(Common Cold)이라고 불립니다. 전문적으로는 '각종 바이러스가 콧물이나 코막힘 등 상기도염 증상을 일으킨 뒤 자연 치유되는 증후군'이라고 정의하고 있습니다."(오타니)

상기도란 호흡기 중 코에서 목, 즉 기관(氣管) 또는 기관지에 이르는 부분을 말한다. 그 부위에서 나타나는 통증, 기침, 콧물, 코막힘 등이 상기도염의 증상이다. 감기에 걸리면 이러한 증상이 보통 3~7일, 길게는 2주 정도 나타나다가 자연스럽게 낫는다.

감기는 특별히 치료하지 않아도 자연스럽게 회복되므로 '고작 감기'라며 가볍게 넘기기 쉽지만, 염증이 상기도를 통해 기관지로 내려가면 기관지염, 폐에 도달하면 폐렴에 걸릴 수도 있으니 조심해야 한다.

감기는 전체의 80~90%가 바이러스 감염이고, 나머지 10~20%는 세균 감염이 원인이라고 한다. 감기에 걸렸을 때는 만일을 대비해 항생제를 먹으라고 많이들 말하지만, 항생제는 세균을 죽이는 약이므로 감기에 항생제를 처방하는 것은 혹시 모를 일에 대비하는 적절한 방법이 아니다. 최근에는 감기에 불필요한 항생제를 처방하지 않는 것이 상식이다.

그렇다면 감기는 구체적으로 어떤 바이러스와 관련이 있을까?

"실제로 감기 증상을 일으키는 바이러스는 **200종이 넘는다**고 알려져 있습니다. 봄과 가을에 기승을 부리는 **리노바이러스**가 가장 대표적인데, 감기의 30~40%가 이 바이러스와 관련이 있어요. '코감기 바이러스'라는 별명도 있듯이 코막힘과 목 안에 염증을 일으키죠. 겨울에 자주 유행하는 **코로나바이러스**는 코와 목 통증 이외에 발열을 동반하기도 합니다. 감기의 약 10%는 코로나바이러스 감염이 원인이에요. 물론 신종 코로나바이러스는 이 바이러스와 동종입니다."(오타니)

감기를 일으키는 바이러스가 200종이나 되리라고는 생각지 못했다.

"또 감기와는 다르지만 상기도 감염증을 일으키는 무서운 바이러스 중에는 **인플루엔자 바이러스**가 있습니다. 인플루엔자 바이러스는 A형, B형, C형으로 나뉩니다. A형과 B형은 전염성이 강하고 중증으로 진행될 우려가 있어 조심해야 합니다. 반면에 C형은 증상이 가벼워서 감기와 별 차이가 없으니 걱정하지 않아도 됩니다."(오타니)

인플루엔자에 감염된 후에는 면역력이 떨어져 폐렴에 걸리는 일도 적지 않다고 한다. 특히 고령자는 합병증으로 폐렴에 걸릴 위험이 크다. 하지만 고령자뿐만 아니라 어떤 연령대일지라도 방심해서는 안 된다고 오타니 박사는 말한다.

'음주 빈도'와 감기의 관계

감기가 어떤 병인지 기본적인 지식을 알아보았으니 이제 본론으로 들어가 보자. 과연 감기와 음주는 어떤 관련이 있을까?

"실제로 유럽과 일본에서 감기와 음주의 관계를 연구한 논문은 총 3개가 있습니다."(오타니)

첫 논문은 1993년 영국에서 발표되었다. 심신에 장애가 없는 건강한 사람 390명에게 리노바이러스 또는 코로나바이러스를 코안에 투여해 그 후에 나타나는 감기 증상과 경과를 조사했다.[1] 이와 더불어 흡연과 음주, 사회적·심리적 스트레스 등의 영향도 관찰했다.

▶ 음주량과 감기 증상 발현율의 관계(영국 연구)

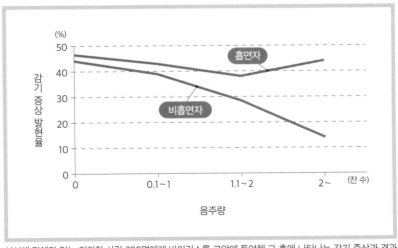

심신에 장애가 없는 건강한 사람 390명에게 바이러스를 코안에 투여해 그 후에 나타나는 감기 증상과 경과를 조사한 결과다. 비흡연자는 알코올 섭취량이 많을수록 감기 증상 발현율이 낮았다.

출처: Am J Public Health. 1993;83:1277-83.

"그 결과, 투여한 바이러스의 종류와 상관없이 비흡연자는 음주량이 많은 사람일수록 증상 발현율이 낮다는 결과가 나왔습니다."(오타니)

잔으로 마신 음주량 '1잔'은 와인잔 1잔에 해당한다. 음주량이 0인 사람의 감기 증상 발현율은 약 45%인데 비해 음주량이 하루에 '1.1~2잔'인 사람은 약 30%, 음주량이 '2잔 이상'인 사람은 약 15%로 나타났다.

다음은 스페인 국내 5개 대학의 교직원 4272명을 10년간 추적한 코호트 연구로 감기 증상, 술의 종류, 음주 빈도, 음주량의 관계를 밝힌 논문이다.[2]

▶ 와인 음주량과 감기 발병 위험도(스페인 연구: 비흡연자)

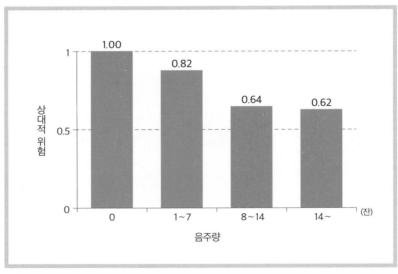

스페인 국내 대학의 교직원 4272명을 10년간 추적한 코호트 연구 결과다. 와인(레드·화이트 모두 포함) 섭취량(잔)이 많은 사람일수록 감기에 걸릴 위험이 적었다.

출처: Am J Epidemiol. 2002:155;853-8.

"조사에 따르면 교직원 4272명은 1명당 연 1.4회꼴로 감기에 걸렸습니다. 비흡연자를 대상으로 조사했을 때, '술을 마시지 않는 사람'과 비교하면 '와인(레드·화이트 모두 포함)을 주 14잔 이상 마신 사람'의 증상 발현율은 약 60%였습니다."(오타니)

스페인의 연구 결과에서도 술을 자주 마시는 사람이 감기에 덜 걸리는 것으로 나타났지만 이는 와인을 마셨을 때의 결과다. 그중에서도 특히 레드 와인이 효과가 높았다고 한다.

"이 연구에서는 레드 와인에 풍부하게 들어 있는 폴리페놀이 항산화 작용을 일으켜 바이러스 증식을 억제하지 않았나 추측해볼 수 있습니다."(오타니)

세 번째 연구는 일본 도호쿠대학의 '센다이 도매상인 코호트 연구'다. 중년 노동자 899명을 대상으로 과거 1년간 감기 증상 유무와 생활 습관을 조사하고 감기와의 관계를 연구했다.[3] 이 연구에서도 음주 횟수가 많을수록 감기에 걸릴 위험이 감소하는 것으로 나타났다.

"가장 감기에 걸릴 위험이 적은 사람은 '매일 술을 마시는 사람'이었고, 다음으로는 '주 4~6회', 그다음은 '주 3회 이상'이라는 결과가 나왔습니다. 음주 횟수가 많을수록 감기 예방에 효과적이라는 결과가 나온 것입니다."(오타니)

스페인 연구에서는 레드 와인에 포함된 폴리페놀이 관련 있다고 추측했지만, 도호쿠대학 연구의 피험자들이 마신 술은 맥주나 소주였다.

"이 연구에서는 '알코올로 인한 체온 상승'이 관련 있다고 추측하고 있

▶ 음주 횟수와 감기 발병 위험도의 관계(일본 연구)

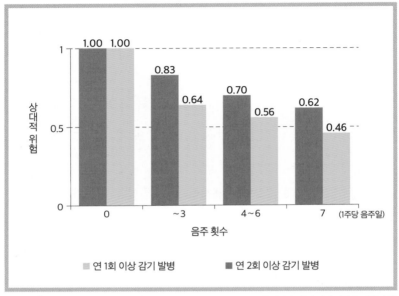

899명을 대상으로 생활 습관과 감기 발병의 관계를 조사한 결과다. 가장 감기에 적게 걸린 사람은 매일 술을 마시는 사람이었다.

출처: BMC Public Health. 2012;12:987.

습니다."(오타니)

대표적인 감기 바이러스인 리노바이러스는 37℃ 이상에서 증식하기 어렵다고 알려져 있다. 알코올의 혈관 확장 작용으로 리노바이러스의 주요 감염 부위인 콧속 온도가 올라가 바이러스가 증식하지 못했을 가능성이 있다는 것이다.

술을 자주 마시는 사람일수록 감기에 적게 걸린다는 연구 결과는 기쁜 소식이지만 오타니 박사는 이런 말을 덧붙였다.

"사실 저는 신종 코로나바이러스 감염증 환자를 진찰하면서 술을 끊게 되었습니다. 술을 자주 마시는 사람일수록 신종 코로나바이러스 백신을 맞은 뒤 그 효과를 나타내는 '항체 값'이 잘 오르지 않는다는 연구 결과가 나왔기 때문입니다. 저는 코로나19 의심 환자를 많이 진찰하기 때문에 제가 감염되어서는 안 되거든요. 그래서 지금은 마시지 않기로 했습니다."(오타니)

그런 연구가 있었다니. 아무쪼록 감기 예방을 목적으로 일부러 술을 마시는 일은 없기를 바란다.

습관적 음주는 코로나 예방에 불리하다?

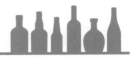

이케부쿠로 오타니클리닉 원장_ 오타니 요시오

술을 자주 마시는 사람은 항체 생성이 어렵다?

술을 자주 마시는 사람일수록 감기에 걸릴 확률이 줄어든다는 연구 결과가 있다. 그 말을 듣고 '좋아! 감기를 예방하기 위해 술을 마시자'라고 생각했으나, "그러면 주객이 전도된 거예요. 과음하면 의미가 없어요"라고 오타니 박사는 일침을 놓았다.

물론 원래 술을 마시지 않거나 주량이 약한 사람이 감기를 예방하기 위해 술을 마시는 것도 좋지 않다고 한다. 맞는 말이다. 오타니 박사가 감기를 예방하기 위해 술을 일부러 먹을 필요가 없다고 말하는 이유는 술을 자주 마시는 사람은 신종 코로나바이러스 백신을 접종했을 때 '항체 값'이 오르지 않기 때문이다.

일본 국제의료복지대학에 따르면 신종 코로나바이러스 백신을 3회 접종한 1000명을 대상으로 **'중화 항체 값'**을 조사한 결과, 습관적으로 술을 마시는 사람은 항체 값이 15%로 낮았다고 한다.[4] 이러한 결과를 바탕으로 음주는 명백하게 면역에 해로운 영향을 미친다고 볼 수 있다.

그 밖에 술을 자주 마시는 사람일수록 코로나19에 걸렸을 때 폐렴으로 진행될 위험이 크다는 연구 결과도 있다.[5] 1985년부터 2017년 사이에 발표된 논문 14개를 통합해 분석한 결과, 1일 알코올 섭취량이

▶ **알코올 섭취량과 지역사회 획득 폐렴의 위험성**

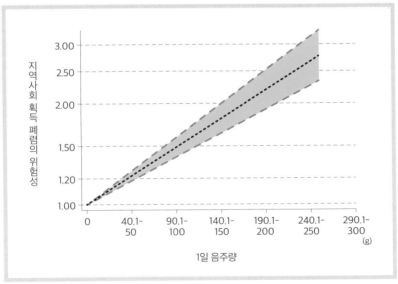

1일 알코올 섭취량이 10~20g 늘어날 때마다 지역사회 획득 폐렴에 걸릴 위험이 8% 증가한다.
출처: BMJ Open. 2018; 8(8):e022344.

10~20g 늘어날 때마다 지역사회 획득 폐렴에 걸릴 위험이 8% 높아진 다는 사실이 밝혀졌다. 참고로 지역사회 획득 폐렴이란 병원이 아닌 일 상생활 속에서 걸리는 폐렴을 말한다.

또 폐렴에 걸려 중증 호흡 부전으로 진행되는 병을 급성 호흡 곤란 증후군(ARDS)이라고 하는데, 만성적인 과음은 ARDS가 일어날 위험을 1.89% 증가시킨다는 연구 결과도 있다.[6] ARDS가 일어날 위험이 크다는 것은 신종 코로나바이러스에 감염될 경우, 갑자기 호흡 부전을 일으킬 위험이 크다는 뜻이다.

감기 초기에는 코로나 감염을 조심하라!

오타니 박사의 말에 따르면 신종 코로나바이러스 감염을 피하기 위해서 는 우선 감기를 예방하는 것이 중요하다고 한다.

"저는 지금까지 많은 코로나 의심 환자를 진찰했고 실제로 PCR 검사 도 했습니다. 양성 판정을 받은 환자의 이야기를 들으면서 '감기 예방을 소홀히 한 것'이 감염 원인일 수도 있겠다는 생각을 했습니다."(오타니)

감기 초기에는 체력이 저하되고 병원체에 맞서는 저항력이 떨어진다. 그럴 때 신종 코로나바이러스가 들어 있는 비말이 체내에 들어오면 감 염될 확률이 높아진다. 따라서 감기를 철저히 예방하면 컨디션 난조를 겪지 않아도 되므로, 결과적으로 신종 코로나바이러스 감염을 예방할 수 있다.

"감기는 가장 흔한 병입니다. 기침, 미열, 목 통증으로 몸이 아프기도 하지만 대부분 며칠이 지나면 나아지죠. 하지만 '고작 감기'로 치부하고 초기에 쉬지 않고 시판 감기약을 먹으며 무리하게 일하거나 바깥 활동을 하면, 신종 코로나바이러스에 감염될 위험이 커집니다."(오타니)

감기 예방이 중요하다는 사실은 누구나 잘 알고 있다. 술을 자주 마시는 사람은 감기에 걸릴 확률이 낮다는 연구 결과가 있으나, 감기를 예방하자고 술을 마실 수는 없는 노릇이다. 다른 현명한 방법으로 감기를 예방해야 한다.

"감기를 예방하는 데에는 규칙적인 생활, 균형 잡힌 식단, 손 깨끗이 씻기와 같은 기본적인 생활 수칙이 무엇보다 중요합니다. 코로나 사태를 겪으면서 습관화된 마스크 쓰기와 알코올 소독도 물론 감기 예방에 도움이 됩니다."(오타니)

오타니 박사의 말에 따르면 감기는 흔한 병이기 때문에 누구나 예방법과 해결책을 잘 알고 있어서 오히려 잘못된 상식을 믿고 따를 위험이 있다고 한다.

"의사조차도 옛날 지식이나 잘못된 방법으로 감기를 진찰하기 쉽습니다. 사실 최근에도 감기 관련 연구를 통해 새로운 사실이 밝혀졌어요. 이를 계기로 감기에 관한 상식을 다시 한번 알아두면 좋을 것 같군요."(오타니)

그리하여 잘못 알기 쉬운 감기 예방법 다섯 가지를 알아보았다.

① 감기 예방에 구강청결제는 효과가 있다? —→ NO

감기를 예방하려면 어떤 방법으로 입을 헹구는 것이 좋을까? 구강청결제를 사용하면 예방 효과가 클 것 같은데 이는 효과가 없다고 한다.

교토대학 건강과학센터에서는 피실험자 387명을 대상으로 외출 후 '입안을 헹구지 않는 사람', '물로만 헹구는 사람', '요오드가 함유된 구강청결제 등으로 헹구는 사람' 이렇게 3그룹으로 나누어 2개월에 걸쳐 비교 연구를 진행했다. 그 결과, 물로만 입안을 헹군 그룹이 감기에 가장 적게 걸렸다.

"다만 구강청결제에는 구강 내를 청결하게 하는 효과가 있어서 이미 감기에 걸렸을 때 사용하면 회복에 도움이 됩니다. 감기를 예방할 때는 물로 헹구고 감기에 걸렸을 때는 구강청결제를 사용한다고 기억해두면 좋습니다."(오타니)

② 감기에 걸렸을 때는 목욕하지 않는 것이 좋다? —→ NO

감기에 걸렸을 때는 욕조에 들어가지 말고 따뜻하게 하고 자라는 말을 들어보았을 것이다. 하지만 이 말은 틀렸다.

이는 집에 욕조가 없어 대중목욕탕을 자주 이용하던 시기에 나온 말이다. 감기에 걸렸을 때 대중목욕탕에 가면 돌아오는 길에 한기를 느끼기 때문이다.

"집에 있는 따뜻한 욕조에 들어가거나 샤워를 하고 나서 바로 침대에 들어간다면 추위를 느낄 일이 없겠죠. 목욕하면 땀이 나서 개운해지고

몸도 청결해집니다. 고열이 나더라도 몸이 힘들지 않다면 목욕을 해도 괜찮습니다."(오타니)

③ 감기에 걸렸을 때는 해열제를 빨리 먹어야 한다? —→ NO

열이 나서 해열제를 먹고 출근한 경험은 누구나 있을 것이다.

"도저히 쉴 수 없는 중요한 일이 있을 때 해열제로 잠시 열을 내리는 것은 괜찮습니다. 하지만 연달아 해열제를 먹는 것은 몸에 큰 부담을 주기 때문에 추천하지 않습니다."(오타니)

바이러스가 침입했을 때 몸은 면역력을 활성화해 바이러스를 물리친다. 발열은 몸이 바이러스를 물리치기 위해 힘쓰고 있을 때 일어나는 증상이다. 그래서 무작정 해열제로 열을 내리는 것은 바람직하지 않다.

반면에 체온이 41℃를 넘으면 면역 기능이 떨어진다. 그 정도로 열이 오르면 해열제를 사용하는 것이 면역의 관점에서도 좋다.

④ 감기에 걸렸을 때 기침약은 효과가 있다? —→ NO

기침을 할 때면 바이러스를 뿌려대는 것 같아 주변의 시선이 신경 쓰인다. 그래서 기침약을 먹게 되는데, 기침은 기도에 들어온 바이러스를 내쫓기 위해 일어나는 방어 반응이므로 해열제와 마찬가지로 무작정 막는 것은 좋지 않다.

"기침이 나온다고 해서 기침약을 자주 먹는 것은 권하지 않습니다."(오타니)

기도 안쪽에 있는 상피세포에는 선모가 나 있고, 거기에서 분비되는 점액이 바이러스와 같은 이물질을 걸러 모아준다. 그 이물질 덩어리가 가래이고, 가래는 기침과 함께 몸 밖으로 빠져나간다. 오타니 박사의 말에 따르면 기침약보다 가래약(거담제)으로 가래를 내보내 기침을 줄이는 편이 낫다고 한다.

기침을 하기에 감기인 줄 알았더니 다른 병인 경우도 있다.

"축농증(코곁굴염) 또는 알레르기성 비염이 원인인 후비루나 역류성 식도염에 걸렸을 때도 기침을 오래 합니다. 3주 이상 기침을 계속하면 천식, 결핵, 폐암일 가능성도 있으니 진찰을 받아보아야 합니다."(오타니)

기침을 오래 한다면 그냥 지나치지 말아야 한다.

음주 후 목욕은 왜 위험할까?

어느 추운 겨울날, 취한 상태로 뜨거운 욕조에 들어갔다가 생명의 위협을 느낀 적이 있다.

욕조에 몸을 담근 지 5분 정도 지나 이상함을 느꼈다. 머리가 갑자기 뜨거워지더니 심장 박동이 빨라졌다. 당황해서 욕조를 빠져나가려고 갑자기 일어선 순간, 이번에는 어지러움이 밀려왔다. 이른바 '히트 쇼크(Heat Shock)'라는 현상이다.

히트 쇼크는 '혈압의 변동'과 관련이 깊다. 변동 폭이 클수록 위험하다. 애초에 혈압은 기온에 따라 변한다. 기온이 높으면 혈압은 내려가고 기온이 낮으면 혈압은 올라간다. 따라서 추운 날 욕조에 들어가면 혈압의 오르내림이 심해져 히트 쇼크가 일어날 위험이 커진다.

특히 평소에 고혈압이 있는 고령자는 동맥경화로 혈관이 약해져 있어서 갑작스러운 혈압 변화에 대응하기 힘들다. 그래서 심근경색이나 뇌경색, 뇌출혈 등 생명을 위협하는 질환에 걸릴 위험이 크다.

한편 알코올은 일시적으로 혈압을 낮춘다. 따라서 음주 후 목욕을 하면 혈압의 변화 폭이 커질 위험이 있다. 추운 날씨에 음주까지 하고 입욕을 하면 더욱 위험하다. 게다가 술을 마시면 의식이 흐려지기 때문에 위기 대처 능력도 떨어진다.

따라서 음주 후에는 바로 욕조에 들어가기보다 알코올이 완전히 대사되고 나서 들어가는 것이 바람직하다. 꼭 그날 상쾌하게 목욕을 하고 싶다면 욕조에

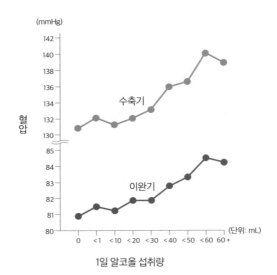

▶ 1일 알코올 섭취량과 혈압의 관계

(mmHg)

혈압

수축기

이완기

(단위: mL)

1일 알코올 섭취량

알코올 섭취량이 많을수록 혈압은 높아진다. 참고로 맥주 큰 병으로 1병,
와인 2잔 정도는 알코올 30mL에 해당한다.

출처: Circulation. 1989;80:609.

들어가지 말고 미지근한 물로 샤워를 하는 것이 안전하다.

알코올은 일시적으로 혈압을 낮추지만 그렇다고 해서 음주가 혈압에 좋은
것은 아니다. 오히려 반대로 평소에 술을 자주 마시는 사람일수록 혈압이 높아
지는 경향을 보였다.[7] 하루에 마시는 음주량에 비례해 혈압이 높아진다는 연구
결과도 있다. 혈압이 신경 쓰인다면 음주량을 줄이도록 노력해야 한다.

제 7 장

알코올
의존증의
위험성

RISK OF ALCOHOLISM

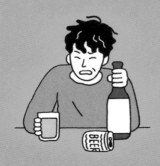

의사가
알려주는
금주 비결

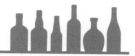

도쿄알코올의료종합센터_ 가키부치 요이치

'음주의 해악'을 인식하라

코로나 사태를 계기로 음주 습관을 되돌아보고 **술을 끊거나 줄이려고 노력하는** 사람이 늘고 있다. 도쿄알코올의료종합센터 센터장이자 『슬슬 술 끊을까 생각할 때 읽는 책』의 저자인 가키부치 요이치 박사는 "일본인은 원래 술이 약한 사람이 일정 비율을 차지합니다. 코로나를 계기로 사적인 술자리가 줄어들면서 그런 분들은 보통 술을 완전히 끊거나 거의 마시지 않게 되었을 겁니다"라고 말했다.

밖에서 술 마실 일이 줄어들자 '술을 마시지 않아도 삶에 별로 지장이 없구나' 하고 느낀 사람도 있을 것이다. 또 술을 마시지 않으니 몸이 가뿐해지고 건강검진 결과도 양호하게 나와서 이제 술을 그만 마셔야겠다고 생각한 사람도 있을 테다. 다만 우리 같은 애주가들은 코로나 위기 속에서도 금주를 결심하지 않는다. 그러한 사실을 알고도 끊을 수 없는 것이다.

가키부치 박사는 알코올 의존증 위험도를 검사하는 'AUDIT'로 자가 진단을 해보고, 결과가 나쁘다면 금주를 하거나 술을 줄이는 편이 좋다고 말한다(84~85쪽 참조). AUDIT 결과는 0~40점으로 표시되는데 7점 이하는 '음주 습관에 문제가 없음', 8~14점은 '해로운 음주 습관', 15점 이상은 '위험한 음주 습관', 20점 이상은 '빠른 치료가 필요'한 알코올 의존증이다. 참고로 나는 12점이었다.

"좀처럼 술을 끊지 못하는 사람은 때때로 음주의 해악을 제대로 인식하지 못합니다. 일본에서는 **'술은 만병통치약'**이라는 말을 지금까지도 믿는 사람이 많은데, 이 사실을 미루어보아도 술에 얼마나 관대한가를 알 수 있습니다. 먼저 술은 **'기호식품'**이 아니라 뇌와 몸에 영향을 미치는 **'약물'**이라는 사실을 이해해야 합니다. 붉은털원숭이를 대상으로 한 약물 의존성 비교 실험을 보면 알코올은 모르핀과 비슷한 의존성을 보인다는 연구 결과도 있습니다."(가키부치)

모르핀은 의사의 지시에 따라 사용해야 하는 약물이다. 그러나 모르핀과 비슷한 의존성을 보인다는 말을 듣고도 여전히 '술은 편의점에서 살 수 있는데' 하고 가볍게 여기기 쉽다. 술을 마셨을 때 느껴지는 행복감이 그런 위험성조차 잊게 만든다.

"그 행복감이야말로 술이 촉진하는 도파민의 소행입니다. 도파민이란 중추신경계에 존재하는 신경전달물질로 행복을 느끼게 하는 쾌락 호르몬입니다. 술은 소량으로도 효율적으로 도파민 분비를 촉진합니다. 또 음주가 습관화되어 도파민이 불러오는 쾌락에 익숙해지면 술을 마실 때뿐만 아니라 '오늘 밤에는 술을 마셔야지'라는 생각만으로도 도파민이 반사적으로 분비됩니다."(가키부치)

하기야 '오늘 밤에는 술을 마셔야지'라고 생각하면 아침부터 기분이 들뜬다. 적당히 일을 끝내고 나갈 준비부터 하게 된다. 애주가라면 그 기분을 잘 알 것이다.

일본의 알코올 의존증 예비군은 약 900만 명

술은 편의점이나 슈퍼에서 손쉽게 구매할 수 있다. 게다가 소량으로도 뇌에게 주는 보상인 도파민을 효율적으로 분비시킨다. 가키부치 박사의 말에 따르면 이런 간편함 때문에 자기도 모르는 사이 알코올 중독에 빠지기 쉽다고 한다. 하지만 아무리 손쉽게 구할 수 있다고 해도 그렇게 쉽게 심각한 알코올 의존증에 걸리지는 않을 듯한데 의문이다.

"음주 습관이 망가진 후부터 의존증에 걸리기까지의 기간은 개인차가 있습니다. 어린 나이에 술을 시작한 사람일수록 의존증이 빠르게 나타난다고 알려져 있어요. 중학생 때부터 술을 입에 대기 시작해 대학생 때 알코올 의존증 증상이 나타났고, 20대 때 간경변증을 진단받아 30대에 입원한 사람도 있습니다. 또 정년퇴직 후에 음주량이 늘어 70~80세에 증상이 나타나는 사람도 있어요."(가키부치)

술을 마시기 시작한 지 몇 년 만에 알코올 의존증에 걸리는 사례도 있다고 하니, 사람 일이란 함부로 단정 지을 수 없는 듯하다.

"이러한 예로 누구나 나이를 불문하고 의존증에 걸릴 위험이 있다는 사실을 알 수 있어요. 제가 근무하는 병원에서도 알코올 의존증에 걸린 평범한 회사원을 자주 볼 수 있습니다."(가키부치)

후생노동성이 실시한 조사에 따르면 일본의 '알코올 의존증' 환자는 약 100만 명이다. 그리고 가키부치 박사의 말에 따르면 '알코올 의존증

▶ 일본의 알코올 의존증 예비군은 약 900만 명

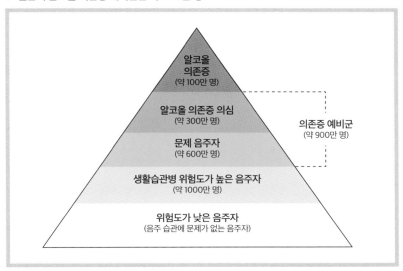

출처: 『슬슬 술 끊을까 생각할 때 읽는 책』

의심' 환자는 약 300만 명, '문제 음주자'는 약 600만 명으로 모두 합쳐 약 900만 명이 알코올 의존증 예비군이라고 한다.

음주량을 기록하는 '음주 일기'를 써라

이제 술을 끊거나 줄이는 구체적인 방법을 알아보자.

"술을 끊거나 줄이고 싶다면 무리하지 않는 선에서 명확한 목표를 세우는 것부터 시작해보세요. 막연하게 지금보다 술을 줄이겠다고 하기보다 간이나 중성지방 수치를 어디까지 내리겠다, 체중을 몇 kg까지 줄이겠다, 음주량을 지금의 반 정도로 줄이겠다는 식으로 구체적인 목표를 세우는 겁니다. 술을 줄이는 일은 어디까지나 수단입니다. 그에 앞서 술이 초래하는 질병을 없애는 일이 근본적인 목적이라는 점을 잊지 마세요."(가키부치)

건강 회복을 목적으로 하기보다 음주량 줄이기를 우선시하는 경우가 많은데, 그러면 좀처럼 꾸준히 실천하기가 어렵다. 그럴 때 **'음주 일기'**를 활용하면 도움이 된다.

"금주나 절주를 지속하기 위해서는 **'가시화'**가 중요합니다. 메모장에 그날의 음주량을 간단히 적어도 좋고, 컴퓨터 문서나 애플리케이션을 이용해도 좋습니다. 금주나 절주의 성과를 가시화하면 성취감을 얻을 수 있어요. 기록할 때 주의해야 할 점은 정확하게 적는 것입니다. 병원에서도 그렇게 조언합니다. 죄책감 때문인지 음주량을 축소해서 적는 사람

▶ 음주 일기 예시

일자	술의 종류와 양	상황	성취감
1일(월)	맥주 500mL 1병	저녁 반주	○
2일(화)	마시지 않았음		◎
3일(수)	위스키(만취해서 양은 기억이 나지 않음)	접대	×
4일(목)	숙취로 마실 의욕이 없음		◎
5일(금)	…	…	…

출처: 「슬슬 술 끊을까 생각할 때 읽는 책」

도 있는데 혈액 검사 수치나 체중을 보면 실제로 얼마나 마셨는지 결국에는 다 드러나니까요."(가키부치)

참고로 42쪽에 소개한 방법으로 순수 알코올 섭취량을 계산해 음주 일기에 기록해도 좋다.

금주와 절주는 다이어트와 일맥상통한다. '숫자는 거짓말을 하지 않는다'라는 법칙도 비슷하다. 이를 지속하기 위해서는 술 대신 다른 보상을 마련해두는 것이 중요하다.

"술 말고도 쾌락 호르몬인 도파민이 분비될 만한 것을 찾아봅시다. 운동이나 단 음식, 커피도 좋습니다. 누군가의 칭찬도 매우 효과적이죠. SNS를 통해 금주와 절주를 실천하고 있는 사람들과 소통하는 방법도 있습니다. 술을 줄여가는 모습을 게시글로 올려 '좋아요'를 받으면, 꾸준히 실천할 수 있는 동기부여가 됩니다."(가키부치)

확실히 칭찬을 받으면 즉시 동기부여가 된다. 내가 취재 당시 가키부치 박사에게 음주로 찐 살을 뺐다고 털어놓자, 그는 함박웃음을 지으며 "멋지군요!"라고 칭찬해주었다. 칭찬을 들으니 더 열심히 해야겠다는 의욕이 샘솟았다.

자신에게 맞는 보상을 찾으면 금주를 지속하는 데 도움이 된다. 그래도 여전히 금주나 절주가 어렵다면, 알코올 분야 외래 전문의의 힘을 빌리는 방법도 있다.

"요즘에는 **알코올 클리닉**이 늘어나고 있고 문턱도 많이 낮아졌습니다. 병원에서는 AUDIT 평가, 과거 병력, 음주 이력, 가족 구성 등을 물어본 후 채혈 검사를 비롯한 갖가지 검사를 합니다. 그렇게 현재 상태를 파악한 뒤 금주를 원하는지 절주를 원하는지 묻고 상담과 치료를 병행합니다. 그리고 업무나 일상생활에 지장이 없도록 음주 습관을 고쳐나가죠. 의사와 환자가 함께 목표를 이루는 방식으로 음주량을 줄여나가는 것입니다."(가키부치)

알코올 의존증으로 진단받으면 술을 줄일 수 있도록 약을 처방한다고 한다.

"저희 병원에서는 음주 욕구 억제제 **셀린크로(Selincro)**를 처방하기도 합니다. 술 마시기 1~2시간 전에 이 약을 먹으면 음주량을 줄일 수 있습니다. 부작용도 있지만 잘 맞는 사람에게는 효과가 큽니다."(가키부치)

알코올 클리닉에서는 한 번의 진찰로 끝나는 것이 아니라, 의사와의 상담을 통해 정기적으로 통원 치료를 한다. 마치 함께 마라톤을 뛰는 동

료처럼 말이다. 시간도 들고 비용도 들지만 진심으로 술을 끊거나 줄이고 싶다면 한 번쯤 생각해볼 만한 방법이다.

애주가에게 금주나 절주는 인생의 즐거움과 일상의 활력을 잃어버리는 것이나 마찬가지다. 하지만 잃는 것이 있으면 얻는 것도 있듯이, 질병에 걸릴 위험이 낮아지고 시간과 건강을 되찾을 수 있다. 지금은 평균수명도 늘어나 100세 시대라고 한다. 애주가들이야말로 오랫동안 술을 즐기기 위해 절주라는 선택지를 생각해보면 어떨까?

알코올 의존증 위험을 낮추는 음주법

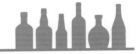

쓰쿠바대학 교수_ 요시모토 히사시

술을 차갑게 두지 말자

코로나 시국에 음주량이 늘어나자 위기의식을 느껴 어떻게든 음주 횟수를 줄이고자 노력했다. 그 결과, '주 2회'로 간신히 줄일 수 있었다.

예상과 달리 술을 잔뜩 마셔 만취한 적도 있지만, 그래도 지금으로서는 총음주량이 줄어들었다. 하지만 언제 다시 예전 버릇이 나올지 모른다. 이 상태를 유지하려면 어떻게 해야 할까? 쓰쿠바대학 지역종합진료의학 교수이자 기타이바라키시민병원 부속 가정의료센터에서 알코올 중독 클리닉 외래 진료를 담당하고 있는 요시모토 히사시 박사에게 물어보았다.

"집에서 주로 술을 마시면 무엇이 가장 문제인가요?"

"많은 술을 비축해두는 것이 문제입니다. 가까이에 술이 있으면 무심코 마시게 되니까요. 외출 자제 기간에는 장을 보러 자주 나갈 수 없어서인지 맥주나 칵테일 음료를 상자째로 구매하는 사람이 많았다고 합니다."(요시모토)

나는 대용량 5리터짜리 영업용 위스키를 비롯해서, 일본술을 응원한다는 명목 아래 즐겨 먹던 사케를 구매해 비축해두었다. 그래서 지금도 냉장고는 사케로 가득 차 있다. 그런 이야기를 무심코 요시모토 박사에게 했더니 비축한 술은 차갑게 두지 말라는 조언을 들었다.

"상온 보관이 가능한 술은 냉장고에 전부 넣지 말고 마실 것만 넣어 차갑게 두는 것이 좋습니다. 술을 몽땅 차갑게 해두면 한 병 더 마시고 싶을 때 자제하기 힘드니까요. 술은 눈에 띄지 않는 곳에 보관해야 합니다."(요시모토)

확실히 냉장고에 술이 가득 차 있으면 유혹에 빠지기 쉽다. 술에 취하면 이성을 잃기 때문에 더욱 그렇다. 예전에는 사케 보관고가 따로 있어서 냉장고를 열었을 때 술병이 눈에 보이지 않아 충동적으로 술을 마시는 일이 별로 없었다. 역시 눈에 띄는 곳에 술을 쌓아두는 것은 애주가들에게 위험하다.

더구나 요시모토 박사는 스트롱 계열의 칵테일 음료처럼 알코올 도수가 높고, 입맛이 당기는 술은 위험하다고 주의를 당부했다.

스트롱 계열 칵테일 음료는 과일의 단맛 때문에 술이 약한 사람도 쉽게 마실 수 있어서 위험합니다. 구미를 당기는 단맛에 속기 쉽지만, 알코올 도수가 9%로 500mL에 들어 있는 알코올의 양은 36g이나 됩니다. 한 병만으로도 1일 적정량 20g을 훨씬 웃도는 양이죠."(요시모토)

36g! 주스처럼 꿀꺽꿀꺽 마실 수 있는데 그렇게나 많은 알코올이 들어 있다니 깜짝 놀랐다. 하지만 칵테일 음료의 알코올 도수가 맥주보다 낮거나 조금 높을 거라고 생각하는 사람이 많다. 나의 지인도 칵테일 음료를 사다 놓고 주말에 5캔이나 비웠다고 한다. 예전에는 다른 술을 자주 마셨지만 시국이 시국이다 보니 지갑 사정에 맞추어 싸고 금방 취하는 술로 바꾸었다는 것이다.

"값싼 술을 과하게 마시고 취하는 것은 매우 위험합니다. 스트롱 계열 칵테일 음료 500mL를 5캔이나 마시면, 알코올 도수 15%인 와인 2병과 맞먹는 양의 알코올을 섭취하는 것입니다. 값싼 술로 바꾸지 말고 지금까지 마시던 술을 조금씩 마시는 것이 좋습니다."(요시모토)

스트롱 계열 칵테일 음료는 슈퍼에서 파는 PB 상품일 경우, 100엔 조금 넘는 가격에 살 수 있다. 값싼 술로 빨리 취하려는 생각은 매우 위험하다.

"오키나와 오리온 맥주가 2020년 1월에 스트롱 계열 칵테일 음료 생산을 중단했다는 사실을 알고 계시나요? 생산 종료 시점은 코로나 시국과 관련이 없지만, 이유가 '웰빙 상품으로 전환하는 것이 시대의 흐름'이기 때문이라고 합니다. 마찬가지로 집에서 스트롱 계열 칵테일 음료를 과하게 마시는 것은 위험하다는 사실을 인지해야 합니다."(요시모토)

술 마실 때 죄책감을 느낀다면 노란불이 켜진 것이다

코로나 시국에 음주량이 늘어난 이유는 집에서 술을 자주 마시기 때문만이 아니라, 정신적으로 불안하기 때문이다. 과도한 음주는 건강에 해롭다는 사실을 머리로는 알아도, 술에 취해 불안을 떨쳐내려는 사람이 많다. 그 심정을 누구보다 잘 알고 있고, 그러한 불안은 여전히 계속되고 있다.

"음주량이 늘었다고 **죄책감**을 안은 채 술을 마시면 알코올 의존증에 걸릴 위험이 커집니다. 만약 조금이라도 죄책감을 느낀다면 알코올 의존증에 가까운 단계라고 생각하셔야 합니다. 코로나 시국에는 앞이 보이지 않는 불안과 사회적 단절감이 맞물려 평소보다 정신적 부담이 큽니다. 과음을 계속하면 불안장애, 우울증, 무기력감이 나타나기 쉽습니다."(요시모토)

또 재택근무가 확산되어 집에 있는 시간이 늘어나면서 가정 내 인간관계도 변하고 있다.

"정신적으로 불안정한 상태에서 가족끼리 오랜 시간 함께 있으면 가정폭력이나 이혼이 늘어납니다. 예를 들어, 평소라면 아무렇지 않게 넘길 우스갯소리에 화가 나거나 사소한 말에 과민 반응해 싸움이 일어나기도 합니다. 황혼 이혼은 정년퇴직 이후에나 문제가 되었지만, 코로나 시국에는 그 시기가 앞당겨진 듯합니다."(요시모토)

실제로 가정폭력이나 이혼이 전 세계적으로 늘고 있다. 프랑스에서는 외출 금지 명령을 내린 지 사흘 만에 가정폭력 대책을 내놓았다. 일본에서도 전국 '배우자 폭력 상담 지원센터'에 걸려온 가정폭력 상담 수가 1만 3272건(2020년 4월)에 달해 전년 동월 대비 약 30%나 증가했다. 또 중국 산시성 시안시에서는 2020년 3월 2일에 재개된 시내 이혼 수속 창구가 예약으로 꽉 찼다고 한다.

한가할 때 음주량이 늘어난다

술이 해롭다고 해도 우리 같은 애주가들에게 술을 끊으라는 말은 시한부 선고나 다름없다. 무언가 좋은 방법이 없을까?

"애주가에게 금주란 어려운 일이니 우선 술을 줄이는 쪽으로 생각해 보면 어떨까요? 제일 먼저 해야 할 일은 바쁘게 사는 것입니다. 한가하면 무심코 술을 마시게 되니까요. 산책이나 요가도 좋고, 드라마를 보면서 시간을 보내는 것도 좋습니다. 또 저녁 반주를 줄이는 것만으로도 효과가 큽니다."(요시모토)

저녁 반주 전후로 시간을 보낼 만한 취미를 끼워 넣으면 술 마시는 시간을 줄일 수 있다. 요시모토 박사의 조언에 따라 나도 저녁을 먹은 뒤 걷기 운동을 하기로 했다. 과음하면 걸을 수 없으니 자연스럽게 음주량이 줄어 꽤 효과적이었다.

"제가 진료하는 한 환자는 술 마시기 전에 배부를 정도로 밥을 든든히 먹는다고 합니다. 배가 가득 차 있으면 술이 잘 들어가지 않으니까요. 또 술은 물과 함께 마시는 것이 좋습니다. 물로 배를 채울 뿐만 아니라

혈중 알코올 농도도 낮출 수 있고, 알코올이 초래하는 탈수 증상도 막을 수 있으니까요."(요시모토)

확실히 배가 부르면 술이 잘 넘어가지 않는다. 바로 실천해볼 만한 방법이다.

"요즘 같은 시기에는 '**HALT**'에 주의해야 합니다. 이는 알코올 의존증을 비롯한 의존증 분야에서 자주 쓰이는 용어로 Hungry(공복), Angry(분노), Lonely(고독), Tired(피로)의 앞글자를 딴 말입니다. 이 네 가지는 음주 욕구를 부르는 요인입니다. 참아야 할 일이 많고 사람과의 만남이 제한되는 코로나 시대에는 이 요인들이 반복적으로 나타나기 쉽습니다. 이를 피하기 위해서라도 SNS를 통해 친구들과 가벼운 소통을 하는 것이 좋습니다."(요시모토)

이 말이 무슨 뜻인지 잘 안다. 코로나19의 영향으로 일이 하나둘 취소되면서 낙담하고 있을 때, 가족·친구들과 LINE으로 소통하며 얼마나 큰 도움을 받았던가. 만약 이런 연결고리가 없었더라면 힘든 마음을 달래기 위해 매일 술을 마셨을지도 모른다.

그 밖에도 코로나 시국을 맞이해 Zoom과 같은 화상채팅을 이용한 **온라인 술자리**가 성행했다. 하지만 요시모토 박사는 온라인 술자리도 적당히 즐겨야 한다고 주의를 당부했다.

"사회적 거리두기가 시행될 때 정부가 온라인 술자리를 권고하는 바람에 화상채팅을 이용한 술자리가 흔해졌습니다. 유대감을 느낀다는 점에서는 유용하지만 일부러 술자리를 만들 필요는 없습니다. 술 없이도 온

▶ 온라인 술자리 과음 주의!

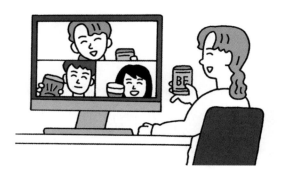

온라인 술자리가 흔해졌지만 과음하지 않도록 주의하자.

라인으로 대화를 나눌 수 있지 않을까요?"(요시모토)

온라인 술자리는 막차를 놓칠 걱정이 없어 하염없이 마시게 된다. 하지만 술을 마셔야만 대화를 나눌 수 있는 것은 아니다.

차츰 일상으로 돌아가고 있기는 하나 예전처럼 밖에서 마음 편히 술을 마시기에는 아직 불안하다. 당분간은 집에서 음주 습관을 되돌아보는 것이 어떨까.

미성년자는
왜 술을 마시면
안 될까?

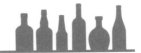

구리하마의료센터 원장_ 히구치 스스무

술은 20세부터

"당신은 몇 살 때부터 술을 마셨나요?"

보통 '스무 살'이라고 대답하겠지만 내 주변에 있는 애주가들은 그렇게 답하지 않는 사람이 대부분이다. '초등학생 시절, 등교하기 전에 컵에 든 술을 마시고 나갔다', '고등학생 때부터 마시다 남긴 술을 식당에 맡겨놓기도 했다'라고 말하는 용감한 사람도 있다.

지난 일이니까 솔직히 말하자면 나는 고등학생 때부터 친구 집에 모여 레몬술이나 맥주를 마셨다. 고등학교 졸업식이 끝나자마자 교복을 입은 채로 가부키초에 있는 술집에서 축하 파티를 열기도 했다. 당시 주변에 있던 어른들도 눈 감아주었기 때문에 끌려가는 일도 없었다. 대학생 때는 만 18세, 만 19세인 미성년자일지라도 동아리 신입생 환영회나 수련회에서 술을 마시는 일이 당연하게 여겨졌다.* 동기 남학생들은 남김없이 술잔을 비웠고, 구급차에 실려 가 병원 신세를 진 학생도 드물지 않았다.

법적으로는 만 20세부터 술을 마실 수 있었지만 당시 우리는 대학생이 되었으니 이제는 성인이라며, 음주 연령을 제멋대로 만 18세로 낮추었다. 물론 대학이나 동아리마다 분위기가 달랐지만 우리가 학생이던 시절에는 이런 일이 흔했다.

이런 이야기는 이제 공소 시효가 지났으니 할 수 있지만, SNS가 대세인 요즘에는 큰일 날 소리다. 그만큼 술에 관대한 시대를 살아온 나지만 나이가 들자 나의 비행은 까맣게 잊고 '미래를 짊어지는 미성년자에게 술을 권하다니!' 하고 발끈하게 되었다. 젊은 학생이 술을 한꺼번에 들이켜다가 급성 알코올 중독으로 목숨을 잃는 사건은 지금도 매년 일어나고 있다. 그런 뉴스를 보면 가슴이 아프다. 술과 관련된 일을 하는 사람으로서 술 때문에 목숨을 잃는 사람을 보면 참으로 안타깝다. 술은 즐길 때 비로소 가치가 있다.

누구나 알고 있듯이 미성년자 음주는 법적으로 금지되어 있다. 지금으로부터 100년 전인 1922년에 '미성년자 음주 금지법'이라는 훌륭한 법

---

* 일본의 법정 성인 연령은 만 20세였으나 2022년 4월부터 만 18세로 낮추어 시행되고 있다.

률이 제정되었다.* 법률로 정했으니 제대로 지키자는 취지였으나 개중에는 '왜 만 20세?'라고 의문을 제기한 사람도 있었을 테다. 전 세계 음주 실태에 정통한 사람이라면 유럽 국가 중에는 만 16세부터 음주를 허용하는 나라도 있다는 사실을 알 것이다. '법정 음주 연령이 만 20세부터 라도 현실적으로는 만 18세 정도가 적당하지 않을까?'하고 생각하는 사람도 적지 않다.

한편 일본은 민법을 개정해 성인 연령을 만 20세에서 만 18세로 낮추었다. 하지만 음주와 흡연은 그대로 만 20세부터 가능하다.

미성년자에게 음주를 허용하지 않는 이유는 인체에 해롭기 때문이라고 하는데, 솔직히 얼마나 해로운지 제대로 설명할 수 있는 사람은 드물다. 이 장에서는 만 20세 미만인 미성년자의 음주가 얼마나 해로운지 정확히 짚고 넘어가려 한다. 미성년자 알코올 피해와 음주 실태에 정통한 구리하마의료센터 원장 히구치 스스무 박사에게 관련 지식을 물어보았다.

---

* 한국에서는 1938년 3월 「미성년자끽연금지법 및 미성년자음주금지법을 조선에 시행하는 건」에 의하여 그때 일본에서 시행되던 2개 법률을 적용하다가 이를 폐지하고 1961년 12월 이 법률이 제정되어, 1963년 11월과 1979년 12월1991년 3월·1995년 12월 일부 개정되었다. 1999년 2월 5일 청소년보호법이 제정되자 미성년자보호법이 폐지되고 청소년보호법으로 대체되었다(법률 제5817호). (출처: 한국민족문화대백과사전)

미성년자가 술을 마시면 뇌가 쪼그라든다!

"만 20세 미만인 미성년자가 술을 마시면 어떤 면에서 해롭나요?"

"미성년자의 음주는 여러 가지로 해롭습니다. 특히 뇌에 미치는 영향이 가장 많이 연구되고 있어요. 자세히 말하면 **만 20세 미만이 알코올을 섭취하면 뇌의 신경 세포가 더 크게 손상됩니다.** 기억을 관장하는 해마도 손상이 커서 기억력이 저하될 수도 있어요. 만 20세 미만 중에 과음하는 사람은 전혀 술을 마시지 않는 사람보다 해마의 크기가 현저히 작다는 사실도 밝혀졌습니다.[1] 알코올이 해마의 신경 세포를 죽여 크기가 줄어든

▶ 뇌 수축을 일으키는 미성년자 과음

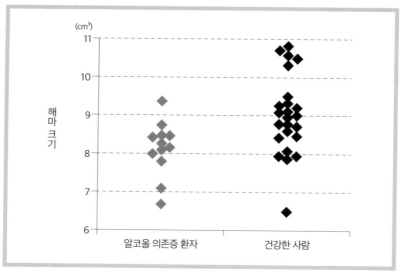

미성년자 알코올 의존증 환자(음주 습관에 문제가 있는 고위험군) 12명과 건강한 사람 24명의 해마 크기를 비교했다. 그 결과, 미성년자 알코올 의존증 환자의 해마는 건강한 사람에 비해 크기가 작았다.

출처: Am J Psychiatry. 2000;157(5):737-744.

것이죠."(히구치)

히구치 박사의 말에 따르면 뇌가 성장을 마치는 시기는 만 20세 전후라고 한다.

"생후 만 6세까지 뇌의 크기는 성인 뇌의 90~95%에 달합니다. 뇌세포가 가장 많이 성장하는 시기는 남자가 만 11세, 여자가 만 12.5세로 그 이후에는 만 20세까지 성장을 계속하다가 점차 성숙한 뇌로 질적 변화를 이룹니다."(히구치)

뇌는 만 20세 전후까지 성장하기 때문에 음주가 미성년자에게 미치는 영향은 실로 크다. 젊은 혈기라고는 하나 뇌의 성장이 미처 끝나지 않은 시기에 술을 마셨던 나는 식은땀과 함께 후회가 밀려왔다. 지금까지 내 기억력이 좋지 못한 이유를 나이 탓이라고 여겨왔는데, 미성년자 음주와 관련 있을지도 모른다고 생각하니 불안이 엄습했다.

히구치 박사는 미성년자가 술을 마시면 혈중 알코올 농도가 쉽게 오르기 때문에 급성 알코올 중독을 일으킬 위험도 크다고 경고했다.

"만 20세 미만인 미성년자에게 술을 권할 수는 없으니 사람을 대상으로 한 자료는 없지만, 동물 실험으로 얻어낸 연구 결과는 많습니다. 만 20세 미만에 해당하는 쥐와 만 20세 이상에 해당하는 쥐에게 같은 양의 알코올을 투여하고 비교해보았더니, 만 20세 미만인 쥐는 만 20세 이상인 쥐보다 혈중 알코올 농도, 뇌 내 알코올 농도가 높게 나왔으며, 알코올 분해 속도가 느리다는 결과가 나왔습니다.[2] 인간도 비슷할 거라고 추측하고 있습니다."(히구치)

보통 음주 경험이 없을수록 뇌가 민감하게 반응해 더 쉽게 취한다고 한다. 자신의 주량조차 모르는 젊은이들은 술잔을 언제 놓아야 할지 갈피를 잡지 못한다. 따라서 급성 알코올 중독을 일으킬 위험이 더욱 크다.

무엇이든 '어렸을 때 배워두는 것이 좋다'라고 하지만 알코올은 예외다. 부끄럽게도 '나이가 젊다＝신진대사가 활발하다＝알코올 분해 능력이 뛰어나다'라고 믿어왔으나, 이 논리를 만 20세 미만에게 그대로 적용하면 위험하다.

알코올이 미성년자의 몸에 미치는 영향은 여기서 그치지 않는다.

"만 20세 미만의 음주는 성호르몬 균형에도 영향을 미칩니다. 미성년자일 때 술을 자주 마시면 남자는 발기부전, 여자는 생리불순이 생길 위험이 커집니다. 또한 뼈 성장이 느려진다는 연구 보고도 있습니다."(히구치)

예전에는 명절에 친척들이 모여 술에 취하면 아이에게 술을 권하는 어른이 한 명쯤은 있었다. 이런 이야기를 들으니 아이에게 술을 권하거나 어설프게 흥미를 유발하는 일이 위험하게 느껴진다.

어릴 때부터 술을 마시면 알코올 의존증에 걸릴 위험이 크다

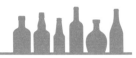

구리하마의료센터 원장_ 히구치 스스무

술을 시작한 나이가 이를수록 의존증에 걸리기 쉽다

일본에서는 민법이 개정되어 성인 연령이 만 20세에서 만 18세로 바뀌었다. 하지만 음주 연령은 이전처럼 만 20세 이상이다. 그만큼 만 20세 미만의 음주는 해롭다. 구리하마의료센터 원장 히구치 박사에게 들은 이야기 중 가장 인상 깊었던 것은 **술을 일찍 시작할수록 알코올 의존증에 걸리기 쉽다**는 말이었다.

"역학 조사를 벌인 결과, 이른 나이에 음주를 시작할수록 성인이 되었을 때 과음하기 쉽고, 단기간에 알코올 의존증에 걸릴 위험도 크다는 사실이 밝혀졌습니다. 미국인 4만 2862명을 대상으로 한 연구에서는 음주

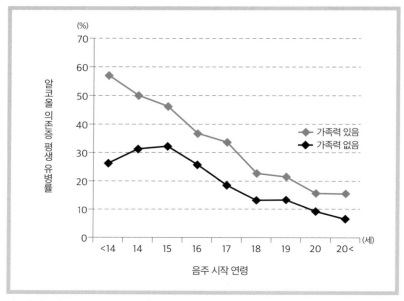

▶ 음주를 시작한 연령이 낮을수록 의존증에 걸리기 쉽다

미국에 사는 만 18세 이상 4만 2862명을 대상으로 알코올 의존증 평생 유병률과 음주 시작 연령을 조사했다. 음주를 시작한 나이가 이를수록 알코올 의존증 평생 유병률이 높아지는 경향을 보였다.

출처: Alcohol Health Res World. 1998;22(2):144-147.

를 시작한 연령이 낮을수록 알코올 의존증 평생 유병률이 높아진다는 결과가 나왔습니다."[3](히구치)

중학생 때 집안에 대소사가 있으면 술에 취한 친척 어른들이 "너도 마실래?" 하고 아무렇지 않게 맥주를 권하기도 했다. 하지만 그렇게 미성년자일 때 술을 배우면 성인이 되어 알코올 의존증에 걸릴 위험이 커진다. 그러니 미성년자에게 절대 술을 권해서는 안 된다.

히구치 박사의 말에 따르면 음주는 정신과 행동에도 큰 영향을 미친다고 한다.

"만 20세 미만의 음주는 사회적 일탈을 부추긴다고 알려져 있습니다. 미성년자는 성인보다 **술에 취했을 때 행동을 억제하기 힘듭니다.** 대표적인 일탈이 음주운전입니다. 또 성적인 문제 행동을 일으키기 쉽다고 경고하고 있어요."(히구치)

그러고 보니 대학생 시절을 떠올려 보면 술을 마신 미성년자 동급생이 격분을 이기지 못하고 폭력을 행사하는 바람에 경찰서 신세를 진 적이 있다. '젊은 시절의 객기'라고 웃어넘길 만큼 가벼운 일이라면 다행이지만, 음주운전 사고라도 일으키면 피해자의 인생을 송두리째 망가뜨리는 것은 물론 젊은 나이에 본인의 인생도 나락으로 떨어지고 만다.

일본의 음주 연령은 만 20세 이상이지만, 이는 나라마다 다르다는 사실을 알고 있는가?* 각국의 음주 연령을 살펴보면 유럽은 비교적 어린 나이인 만 16세부터 음주가 허용되는 나라도 있다.[4] **독일에서는 맥주와 와인이라면 만 16세부터 음주가 허용된다.** 조금 빠른듯하나 그 나라의 특색이라고 볼 수 있다. 또 미국의 법정 음주 연령은 **만 21세**다. 미국은 한때 음주 연령을 만 18세로 낮추었으나 다시 만 21세로 올렸다.

"미국의 29개 주는 1970~1975년에 걸쳐 음주 연령을 낮추었습니다. 음주 연령을 내린 폭은 주마다 달랐지만 만 21세에서 만 18세로 대폭 낮춘 곳도 있었죠. 하지만 이렇게 음주 연령을 낮추었더니 미성년자 음

---

* 한국은 청소년보호법 제28조에 의해 만19세가 되는 해의 1월 1일부터 술을 구입할 수 있다.

▶ 각국의 법정 음주 연령

독일	맥주	만 16세
	와인	만 16세
	증류주	만 18세
이탈리아, 프랑스, 스페인, 네덜란드, 호주, 뉴질랜드, 브라질		만 18세
노르웨이	맥주	만 18세
	와인	만 18세
	증류주	만 20세
일본		만 20세
미국, 이집트		만 21세
한국		만 19세

출처: WHO 'Global status report on alcohol and health 2018'을 바탕으로 작성

주운전 사고와 사망자 수가 증가했고, 미성년자 음주량이 늘었다는 보고가 있었습니다. 이 결과를 바탕으로 미국은 1970년대 후반부터 1980년대 초반에 걸쳐 음주 연령을 다시 만 21세로 돌려놓았습니다."(히구치)

음주 연령을 다시 올리자 미국의 여러 주에서 음주운전 사고가 감소했다는 보고가 나왔다.

"1984년 당시, 레이건 정부가 음주 연령을 높이는 데 반대하는 주의 고속도로 보조금을 일부 삭감하는 법률을 제정했습니다. 그러자 모든 주가 1988년까지 음주 연령을 다시 만 21세로 올려놓았습니다."(히구치)

젊은 층의 음주는 줄고 있지만…

내가 고등학생 때는 미성년자 음주가 그렇게 드문 일이 아니었다. 그러나 최근에는 젊은 세대의 음주량이 줄었다고 한다. 어떻게 된 일일까?[5]

"중고등학생의 음주 경험을 조사한 결과에 따르면 미성년자 음주는 감소 추세를 나타내고 있습니다. 예를 들면, 1996년과 2014년에 남자 중학생을 비교한 결과, 음주 경험은 73.5%에서 25.4%로 약 3분의 1이 줄었습니다. 여중생과 남녀 고등학생을 조사한 결과도 이와 비슷했습니다."(히구치)

사회 전체가 교육 캠페인에 열을 올린 덕분인지 미성년자 음주 자체는 감소한 모양이다. 그러나 줄어들었을 뿐 완전히 사라진 것은 아니다.

"최근에는 전체 알코올 소비량 자체가 줄었고, 스마트폰이나 게임 등 놀거리가 풍부하다 보니 미성년자 음주도 줄었습니다. 편의점에서도 술을 팔 때 나이를 반드시 확인하기 때문에 술을 쉽게 살 수 없다는 점도 영향이 있을 겁니다. 하지만 집에 있는 술에 손을 대는 미성년자도 적지 않습니다. 앞서 언급한 조사 결과에 따르면 미성년자가 술을 구하는 경로는 자택이 가장 많았습니다."(히구치)

스무 살이 된 대학생이나 신입사원은 술자리에서 익숙지 않은 술을 억지로 마셔야 할 때가 있다. 히구치 박사는 술을 마셔본 경험이 적은 젊은 세대의 음주 습관에 경각심을 불러일으켰다.

"술이 익숙지 않은 젊은 세대는 자신의 '주량'을 잘 모릅니다. 그래서 자기도 모르는 사이에 주량을 넘겨버리기 일쑤죠. 또 술을 마셔본 경험

이 적기 때문에 알코올 반응도 더 심하고 쉽게 취합니다."(히구치)

술을 마실 때 지켜야 할 철칙은 알코올 도수가 낮은 술을 천천히 마시기, 식사와 함께 마시기, 수분을 충분히 섭취하기 이렇게 세 가지다.

"그리고 원샷은 위험합니다! 주변 사람들도 절대 권하지 말아야 합니다."(히구치)

젊은 세대와 술을 마시고 싶은 마음은 이해하지만, 알코올을 강요하는 행동은 괴롭힘이다. 장래가 밝은 젊은 세대에게 술을 억지로 강요하는 것은 금물이다.

고령자 알코올 의존증이 늘어나고 있다

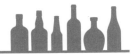

구리하마의료센터 원장_ 히구치 스스무

고령자 알코올 의존증이 증가하는 이유

나이를 먹으면 술이 약해진다. 어렴풋이 알아차리고 있었지만 히구치 박사는 이것이 진실이라는 사실을 일깨워주었다.

나이가 들면 간 기능이 떨어져 알코올 분해 속도가 느려진다. 또 체내 수분량이 감소해 혈중 알코올 농도가 올라가기 쉽다. 이 두 가지 이유로 나이가 들수록 술이 약해지는 것이다.

인생 후반기에 접어들어 술을 좀 줄여야겠다고 절실히 느끼고 있다. 그러나 이를 제대로 인식하지 않고 과거와 비슷한 양으로 매일 술을 마시면 문제가 생길 가능성이 크다. 또 본인은 줄이고 있다고 생각할지 모

▶ 구리하마의료센터 진료 환자(알코올 의존증)의 고령자 비율

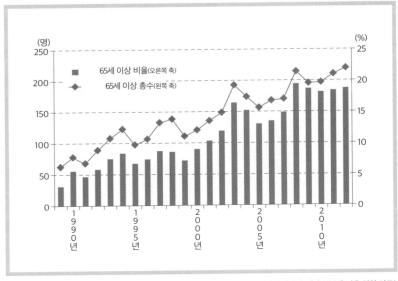

출처: 후생노동성 장애보건복지 종합연구사업 '정신장애 환자의 지역 돌봄 촉진을 위한 연구',
2007년 연구 보고서 히구치팀 자료

르지만 사실 연령별 적정 음주량을 따져보면 과음인 경우도 적지 않다.

최근에는 **고령자 알코올 의존증** 환자가 증가하고 있다. 구리하마의료센터가 실시한 조사에 따르면 알코올 의존증 환자 중 고령자가 차지하는 비율이 점점 늘어나고 있다고 한다.[6] 조금 오래되었지만 구리하마의료센터 이외에 전국 11개 전문병원의 자료에서도 비슷한 경향이 나타났다.

"고령자는 알코올 분해 속도가 느리고, 체내 수분량이 적기 때문에 술을 조금만 마셔도 만취하기 쉽습니다. 알코올 의존증 환자의 전형적인 증상은 '연속 음주'인데 이는 깨어 있는 시간 동안 줄곧 술을 마신 탓에

알코올이 온종일 체내에 머무는 상태를 말합니다. 사실 고령자는 하루에 사케 3홉*만으로도 비슷한 상황에 놓일 수 있습니다. 다시 말해 **고령자는 소량의 술로도 알코올 의존증에 걸리기 쉽다**는 뜻이죠."(히구치)

물론 사회 전체에 고령자 비율이 늘고 있는 것도 고령자 알코올 의존증이 증가하는 주요 원인이다.

"게다가 퇴직하고 나서 하고 싶은 일을 찾지 못해 알코올 중독에 빠지는 사례도 있습니다. 실제로 1948년 전후에 태어난 '베이비붐 세대'가 정년퇴직을 하기 시작한 2000년대 초반부터 중반까지 고령자 알코올 의존증 환자가 증가했습니다. 물론 이런 분들이 모두 과음을 하는 것은 아닙니다. 거듭 말하지만 소량의 술로도 알코올 의존증에 걸리는 사례가 많습니다."

고령자 알코올 의존증은 나아질 가능성이 크다

히구치 박사의 말에 따르면 알코올 의존증에 걸린 고령자는 삶의 질(QOL)이 현저하게 떨어진다고 한다. 일상생활이 불규칙해지기도 하고 넘어져 다치기도 하며, 가족에게 소리를 지르다가 외면당하는 경우도 적지 않다.

그러나 다행히도 **고령자 알코올 의존증은 나아질 확률이 높다**고 한다. 즉,

---

*   사케 1홉에는 대략 알코올 20g이 들어 있다. 이는 맥주 500mL, 소주 2.5잔과 비슷하다.

고령자는 알코올 의존증에 걸리기 쉽지만, 거기에서 빠져나오기도 쉽다는 뜻이다.

"명확하지는 않지만 퇴직하고 나서 사회적 연결고리가 느슨해져 술자리가 줄어드는 것도 이유 중 하나겠죠. 그리고 인생 경험이 풍부해서 젊은 세대보다 자신의 행동을 잘 통제하는지도 모릅니다. 고령자 알코올 의존증 환자를 곁에 둔 가족은 절대 포기하지 마시길 바랍니다."(히구치)

사실 내 주변에도 70세를 넘겨 갑자기 배우자를 잃고 외로움을 이기지 못해 알코올 의존증에 가까운 증상을 보였던 고령자가 있다. 젊어서부터 술을 마셨으나 배우자가 세상을 떠난 뒤 음주량이 늘어 한밤중에 소리를 지르거나 폭언을 일삼기도 했다. 그러나 가족들의 정성 어린 간호 덕분에 술을 끊었고 지금은 평범한 나날을 보내고 있다. 100세 시대라고 불리는 요즘에는 고령자의 음주 문제에도 관심을 두어야 한다.

주사인지 아닌지를 정하는 기준은 '기억 상실'

술이 들어가면 갑자기 성격이 변해 '주사'를 부리기도 한다. 흥이 올라 분위기를 띄우는 재밌는 주사도 있지만, 안하무인으로 행동하며 문제를 일으키는 주사도 있다.

술을 마신 뒤 혈중 알코올 농도가 올라가면 우리 뇌에서는 어떤 일이 벌어질까? 가장 먼저 영향을 받는 곳은 대뇌 신피질이다. 대뇌 신피질은 이성을 담당하며, 인간의 고등한 정신 활동을 담당하는 부위다. 알코올이 대뇌 신피질을 마비시키면 억제하고 있던 희로애락의 감정이 그대로 분출된다.

주사가 심한 사람에게는 '블랙아웃(필름 끊김)' 현상이 종종 일어난다. 이른바 만취로 기억이 사라진 상태다. 이 블랙아웃을 경험했는지 아닌지가 주사가 있는지 없는지를 판단하는 기준이 된다. 술을 마셨을 때 기억이 사라지는 경험을 한 사람은 주사를 부릴 소지가 크다는 연구 보고가 있다. 공복에 술을 마시거나 도수 높은 술을 한꺼번에 마시면 필름이 끊기기 쉽다. 또 혈중 알코올 농도가 0.15%를 넘으면 블랙아웃 현상이 일어날 수 있다.

필름이 끊기는 이유는 기억을 담당하는 '해마'와 깊은 관련이 있다. 블랙아웃 현상의 특징은 본인은 기억이 없지만, 주변 사람들이 보기에는 평범하게 행동하는 것처럼 보인다는 점이다. 뇌 내의 알코올 농도가 일정량을 넘기면 해마의 신경 세포가 기능을 잃어 기억을 남기지 못한다. 그러한 상태가 블랙아웃이다.

하지만 해마가 혼란을 겪고 있더라도 공간 지각을 담당하는 중추와 언어 중추는 제 기능을 다 하므로 평범하게 이야기하고 집에 무사히 들어갈 수 있다.

또 습관적으로 알코올을 섭취하면 해마의 기억 형성과 보존 기능이 저하된다는 사실도 밝혀졌다. 평소에 블랙아웃을 자주 경험하는 사람은 기억력 자체가 저하될 수 있으므로 주의해야 한다.

마치며

술과 관련된 일을 하고 있지만 사실 내 부모님은 두 분 다 술이 약하다. 나도 부모님을 닮아 선천적으로 술이 약한 체질이다. 하지만 사회인이 되고 나서 매일 술을 마시다 보니 사케 대용량 1.8리터짜리 1병 정도는 마실 수 있을 만큼 술이 세졌다. 속된 말로 '간이 튼튼해진 것'이다.

그렇다고는 하나 기억을 잃거나 숙취에 시달리는 일이 다반사여서 상처가 아물 날이 없었다. 그렇게 음주 습관이 심각한 수준인데도 건강검진 결과는 늘 양호했고, 신경 쓰일 만큼 과체중도 아니었다. 20대 때는 말이다.

그러나 30대 후반부터 서서히 체중이 늘기 시작하더니 50대에 접어들자 체중이 인생 최고치를 기록했다. 희한하게도 간수치는 변함없이 정상이었으나, 젊을 때처럼 먹고 마시면 그 대가가 건강검진 수치상에 그대로 나타나기 시작했다.

때마침 신종 코로나바이러스 감염증이 유행하면서 엄청난 재난이 닥쳤다. 사회적 거리두기 강화로 집에 머무는 시간이 많아지면서 음주량이 늘었고, 5리터짜리 영업용 위스키를 눈 깜짝할 사이에 비워버렸다. 그러던 참에 역류성 식도염을 진단받은 것이다.

하지만 운 좋게 '술과 건강'이라는 주제로 취재 활동을 벌인 덕분에 전문가의 조언에 따라 음주량을 적당히 줄일 수 있었다. 그러자 눈에 띄게 몸 상태가 좋아졌고 체중도 체지방도 줄었으며, 중성지방도 정상 수치에 머물렀다. 역류성 식도염은 아직 완치되지 않았지만, 가슴 쓰림이 나아졌고 피부에 윤기가 돌았다.

건강만 나아진 것이 아니었다. 가장 큰 성과는 타성에 젖어 술을 들이붓지 않게 되자 술을 요리와 함께 천천히 음미하게 되었다는 점이다. 이 책을 손에 든 애주가 중에는 나처럼 순간적인 즐거움을 위해 술을 마시는 사람도 적지 않을 것이다.

그러나 100세 시대를 맞아 길고 긴 인생을 살아가려면, 건강한 음주 습관으로 최대한 '음주 수명'을 늘리는 것이야말로 행복으로 가는 지름길이다. 당신의 행복을 위해 이 책을 활용해주길 바란다.

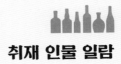

취재 인물 일람

아사베 신이치(취재 인물·감수자)

지치의과대학 부속병원 사이타마의료센터 소화기내과 전 조교수/간 전문의

1990년 도쿄대학 의학부를 졸업했고, 도쿄대학 의학부 부속병원, 도라노몬병원 소화기내과를 거쳐 일본 국립암센터에서 근무하다가 간염 면역 연구를 위해 미국 샌디에이고 스크립스연구소로 유학을 떠났다. 2010년 일본으로 귀국해 지치의과대학 부속병원 사이타마의료센터 소화기내과 전(前) 준교수, 간전문의, 현재는 글로벌 제약사 애브비합동회사의 소속으로 활동하고 있다. 와인, 사케, 맥주, 하이볼을 즐겨 마시는 애주가이기도 하다. 최근에는 쌀로 만든 증류주인 아와모리도 즐겨 마시고 있다.

히구치 스스무

독립행정법인 국립병원기구 구리하마의료센터 원장

1979년 도쿄대학 의학부를 졸업했다. 게이오기주쿠대학 의학부 신경정신과학교실을 거쳐 1982년 국립요양소 구리하마병원(현 국립병원기구 구리하마의료센터)에서 근무했으며, 1987년 동병원의 정신과 의장을 지냈다. 1988년 미국 국립위생연구소(NIH)에서 유학했다. 1997년 국립요양소 구리하마병원 임상연구부장을 지낸 뒤, 부원장을 거쳐 2012년부터 현직에 몸담고 있다. 그 밖에도 일본알코올관련문제학회 이사장, WHO 알코올관련문제연구·연수협력센터장, WHO 전문가 자문위원(약물의존·알코올문제 담당), 국제알코올의학생물학회(IS-BRA) 전 이사장으로 활동했다.

요시모토 히사시

쓰쿠바대학 건강행복라이프스타일개발연구센터 센터장
쓰쿠바대학 의학의료계 지역종합진료의학 조교수/부속병원 종합진료과

2004년 쓰쿠바대학 의학전문학부(당시)를 졸업했다. 홋카이도 근의협중앙병원, 오카야마 가정의료센터, 미에대학 가정의료학 강좌를 거쳐 2014년부터 쓰쿠바대학에서 근무했다. 동일본대지진을 계기로 'WHO 알코올 관련 문제 검사와 개입에 관한 자료'를 번역하는 등 알코올 문제를 본격적으로 연구하기 시작했다. 알코올 건강장애 대책기본법 추진 네트워크의 간사이자 일차 의료를 담당하는 의사로서 알코올 장애 대책을 연구하는 데 힘쓰고 있다. 일본 Primary Care 연합학회 승인 가정의학 전문의, 가정의학 지도 의사다. 2014년 10월, 의료, 보건, 생명과학 분야에서 눈부신 활약을 보인 사람에게 표창하는 제3회 '내일의 상징' 의사 부문을 수상했다.

오히라 히데오

고베가쿠인대학 영양학부 영양학과 조교수

고베가쿠인대학 영양학부 영양학과를 졸업했다. 고베가쿠인대학 대학원 보건학연구과에서 보건학을 전공했으며, 보건학 박사학위를 취득했다. 1997년 후쿠이의과대학 의학부 부속병원(현: 후쿠이대학 의학부 부속병원) 의사과 영양관리실에서 관리 영양사로 근무했다. 1999년 사카이 생화 연구소에서 근무했다. 2002년부터 고베가쿠인대학 영양학부 영양학과에서 강사로 근무했으며, 2016년부터 현직에 이르렀다.

가키부치 요이치

도쿄알코올의료종합센터 센터장/나리마스후생병원 부원장

쓰쿠바대학 대학원에서 박사학위를 취득한 후, 2003년부터 나리마스후생병원 부속 도쿄알코올의료종합센터에서 정신과 의사로 근무하고 있다. 의학박사로서 임상뿐만 아니라 학회와 집필 활동도 이어가고 있으며, 지역정신보건, 산업정신보건, 미디어 분야에서도 활약하고 있다. 저서로는 『슬슬 술 끊을까 생각할 때 읽는 책』 등이 있다.

후지타 사토시

리쓰메이칸대학 스포츠건강과학부 교수
1970년 출생. 1993년 노스캐롤라이나주 파이퍼대학 스포츠의학·매니지먼트학부를 졸업했다. 1996년 플로리다주립대학 대학원 운동과학부 운동생리학을 전공해 석사학위를 취득했으며, 2002년 서던캘리포니아대학 대학원 운동과학부(Kinesiology 학부) 운동생리학을 전공해 박사학위를 취득했다. 2011년부터 현직에 이르렀다. 운동생리학 전공자로서 노화로 일어나는 근육량감소와 근기능 저하(근육 감소증)를 중점으로 골격근 단백질 대사에 관한 연구를 하고 있다. 감수한 책으로는 『タンパク質まるわかりBOOK』, 『図解眠れなくなるほど面白い たんぱく質の話』 등이 있으며, 공저로는 『スポーツサイエンス入門』 등이 있다.

자이쓰 마사요시

독쿄의과대학 의학부 공중위생학강좌 조교수
2003년 규슈대학 의학부를 졸업했고, 2016년 도쿄대학 대학원 박사학위(의학박사)를 취득했다. 도쿄대학병원, 보쿠토병원, 기타사토대학병원, 간토산재병원의 비뇨기과와 마취과에서 임상·연구를 했다. 2016년부터 도쿄대학 대학원 의학계연구과 공중위생학 조교, 하버드 공중보건대학원 객원 연구원으로 근무했고, 2020년 4월부터 현직에 종사하고 있다. 생활 습관(특히 음주), 면역 기능과 관련한 암·순환기 질환의 사회격차가 연구 주제다. 사회의학계 지도 의사, 일본비뇨기과학회 지도 의사, 마취과 표방의, 산업의로 활동하고 있다.

마쓰오 케타로

아이치현 암센터 암예방 연구분야 분야장
1996년 오카야마대학 의학부를 졸업했다. 가메다 종합병원, 오카야마대학 의학부 부속병원(제2내과 의원), 아이치현 암센터 연구소(연수생), 하버드 공중위생대학원 면역학부(국제암연구기관 박사후연구원)를 거쳐 2003년부터 아이치현 암센터 연구소에서 역학·예방부 연구원으로 근무했고, 2013년부터는 규슈대학 대학원 의학연구원 예방의학분야 교수로 근무했다. 2015년부터는 아이치현 암센터 연구소 유전자의료연구부 부장을 역임했으며, 2018년 4월부터 동 연구소 암예방 연구분야 분야장으로 활동하고 있다.

아키야마 준이치

국립국제의료연구센터병원 소화기내과 진료과장/제1소화기내과 원장

쓰쿠바대학 의학전문학부를 졸업했다. 미국 스탠퍼드대학 소화기내과 객원 연구원이며, 전문 분야는 소화관 종양, 염증성 장 질환, 소화관 기능 이상이다. 일본소화기질환학회(전문의·지도 의·평의원), 일본소화기내시경학회(전문의·지도의·평의원), 일본소화기학회(전문의·지도의), 일본내 과학회(전문의·지도의)의 일원으로 활동하고 있다.

아베 료

데이쿄대학 첨단종합연구기구 특임교수/도쿄이과대학 명예교수

1978년 데이쿄대학 의학부를 졸업했다. 1983년 도쿄대학 대학원 의학연구과 제3기초의학(면 역학 전공)을 수료하고 의학박사 학위를 취득했다. 미국국립위생연구소, 미국국립해군의학연구 소, 도쿄이과대학 교수 등을 거쳐 2018년부터 데이쿄대학 첨단종합연구기구 특임교수로 근 무하고 있다.

오타니 요시오

이케부쿠로 오타니클리닉 원장/호흡기내과 의사

2005년 도쿄의과치과대학 호흡기내과 의국장으로 취임했다. 미국 미시간대학에서 유학한 뒤 일본으로 돌아와 2009년 이케부쿠로 오타니클리닉을 개원했다. 전국 호흡기내과 중 환자 수가 많기로 손꼽히는 병원이다. 호흡기내과 전문의로서 'NHK 오하요 일본', 'TV아사히 하토리신이 치 모닝 쇼', '월드 비즈니스 새틀라이트' 등 TV 프로그램에 다수 출연했다. 저서로는 『絶対に休 めない医師がやっている最強の体調管理』 등 다수가 있다.

구스미 에이지

나비타스클리닉 이사장/내과의사

의료법인사단 테쓰이카이(나비타스클리닉 세 개 지점 총칭) 이사장. 1999년 니가타대학 의학부를 졸업했다. 내과의 중에서도 특히 혈액내과와 여행의학 전문가다. 도라몬병원에서 초기 연수를 받은 후, 혈액질환 등 혈액암을 치료하는 전문의 자격을 취득했다. 혈액질환을 비롯한 감염증과 백신, 해외 질병에도 정통하다. 현재는 다치카와·가와사키·신주쿠에키나카 '나비타스클리닉'을 개원해 진료에 전념하고 있다.

기시무라 야스요

일반사단법인 성인 다이어트 연구소 대표이사/관리 영양사

병원이나 대사증후군 교육 현장에서 건강한 다이어트를 지도해왔으며, 채소소믈리에 상급 전문가 자격증을 취득했다. 이러한 경험과 지식을 살려 상품개발, 사업개발, 바른 식생활 강사, 미디어 출연 등 다방면에서 활약하고 있다. 성인 다이어트 연구소에서는 바쁜 성인들이 부담 없이 건강을 챙길 수 있도록 맛있고 건강한 식단을 제공할 뿐만 아니라 '리셋 식단' 상품도 제작하고 있다. 최근 저서로는『新装版　おからパウダーダイエット』,『きれいにやせる食材&食べ方図鑑』,『落とした脂肪は合計10トン！伝説のダイエット・アドバイザーが教える最強のやせ方』등이 있다.

모리시타 아이코

기린 홀딩스 음료미래연구소

2005년 4월 기린 맥주 주식회사에 입사했으며, 동 회사의 생산본부 도리데공장 품질보증 담당자로 근무했다. 2008년 10월 기린 베버리지 주식회사 본사 품질보증부에서 근무했고, 2010년 10월부터 현 기린 홀딩스 주식회사 R&D 본부 음료미래연구소 소속으로 재직하고 있다.

참고문헌

제 1 장

1 厚生労働省e-ヘルスネット「アルコール酩酊」
   (https://www.e-healthnet.mhlw.go.jp/information/dictionary/alcohol/ya-020.html)

2 厚生労働省e-ヘルスネット「二日酔いのメカニズム」
   (https://www.e-healthnet.mhlw.go.jp/information/alcohol/a-03-005.html)

3 "Alcohol consumption and all-cause and cancer mortality among middle-aged Japanese men: seven-year follow-up of the JPHC study Cohort I. Japan Public Health Center" S Tsugane, M T Fahey, S Sasaki, S Baba. Am J Epidemiol.1999;150:1201-7.

4 "Meta-analysis of alcohol and all-cause mortality: a validation of NHMRC recommendations" C D Holman, D R English, E Milne, M G Winter. Med J Aust. 1996;164(3):141-145.

5 "Alcohol use and burden for 195 countries and territories, 1990-2016: a systematic analysis for the Global Burden of Disease Study 2016" GBD 2016 Alcohol Collaborators. Lancet. 2018 Sep 22;392(10152):1015-1035.

6 "Alcohol intake and risk of incident gout in men: a prospective study" H K Choi, K Atkinson, E W Karlson, W Willett, G Curhan. Lancet. 2004 Apr 17;363(9417):1277-81.

7 「民間薬および健康食品による薬物性肝障害の調査」恩地森一ら 肝臓 2005;46(3):142-148

제 2 장

1 環境省「熱中症環境保健マニュアル2018」
(https://www.wbgt.env.go.jp/heatillness_manual.php)

2 NHK「きょうの健康」２０２１年11月9日放送より

3 厚生労働省e-ヘルスネット「AUDIT」
(https://www.e-healthnet.mhlw.go.jp/information/dictionary/alcohol/ya-021.html)

4 "The relationship between blood alcohol concentration (BAC), age, and crash risk" R C Peck, M A Gebers, R B Voas, E Romano. J Safety Res. 2008;39:311-319.

5 "Alcohol ingestion impairs maximal post-exercise rates of myofibrillar protein synthesis following a single bout of concurrent training" E B Parr, D M Camera, J L Areta, L M Burke, S M Phillips, J A Hawley, V G Coffey. PLoS One. 2014 Feb 12;9(2):e88384.

제 3 장

1 "Light to moderate amount of lifetime alcohol consumption and risk of cancer in Japan" M Zaitsu, T Takeuchi, Y Kobayashi, I Kawachi. Cancer. 2020;126(5):1031-1040.

2 "Alcohol use and burden for 195 countries and territories, 1990-2016: a systematic analysis for the Global Burden of Disease Study 2016" GBD 2016 Alcohol Collaborators. Lancet. 2018 Sep 22;392(10152):1015-1035.

3 "Effect of alcohol consumption, cigarette smoking and flushing response on esophageal cancer risk: a population-based cohort study (JPHC study)" S Ishiguro, S Sasazuki, M Inoue, N Kurahashi, M Iwasaki, S Tsugane, JPHC Study Group. Cancer Lett. 2009 Mar 18;275(2):240-6.

4 国立がん研究センター「最新がん統計」
(https://ganjoho.jp/reg_stat/statistics/stat/summary.html)

5 "Alteration of oxidative-stress and related marker levels in mouse colonic tissues and fecal microbiota structures with chronic ethanol administration: Implications for the pathogenesis of ethanol-related colorectal cancer" H Ohira, A Tsuruya, D Oikawa, W Nakagawa, R Mamoto, M Hattori, T Waki, S Takahashi, Y Fujioka, T Nakayama. PLoS ONE. 2021;16(2): e0246580.

6 "Ecophysiological consequences of alcoholism on human gut microbiota: implications for ethanol-related pathogenesis of colon cancer" A Tsuruya, A Kuwahara, Y Saito, H Yamaguchi, T Tsubo, S Suga, M Inai, Y Aoki, S Takahashi, E Tsutsumi, Y Suwa, H Morita, K Kinoshita, Y Totsuka, W Suda, K Oshima, M Hattori, T Mizukami, A Yokoyama, T Shimoyama, T Nakayama. Scientific Reports. 2016;6:27923.

7 "Alcohol consumption and breast cancer risk in Japan: A pooled analysis of eight population-based cohort studies" M Iwase, K Matsuo, Y N Y Koyanagi, H Ito, A Tamakoshi, C Wang, M Utada, K Ozasa, Y Sugawara, I Tsuji, N Sawada, S Tanaka, C Nagata, Y Kitamura, T Shimazu, T Mizoue, M Naito, K Tanaka, M Inoue. Int J Cancer. 2021 Jun 1;148(11):2736-2747.

8 国立がん研究センター「がん種別統計情報 乳房」
(https://ganjoho.jp/reg_stat/statistics/stat/cancer/14_breast.html)

9 厚生労働省e-ヘルスネット「飲酒のガイドライン」
(https://www.e-healthnet.mhlw.go.jp/information/alcohol/a-03-003.html)

10 国立がん研究センター「がんのリスク・予防要因　評価一覧」
(https://epi.ncc.go.jp/cgi-bin/cms/public/index.cgi/nccepi/can_prev/outcome/index)

제 4 장

1 "Epidemiology and clinical characteristics of GERD in the Japanese population" Y Fujiwara, T Arakawa. J Gastroenterol. 2009;44(6):518-534.

2 「胃食道逆流症（GERD）診療ガイドライン」
(https://www.jsge.or.jp/guideline/guideline/gerd.html)

3 「胃食道逆流症（GERD）ガイドQ&A」
(https://www.jsge.or.jp/guideline/disease/gerd_2.html)

제 5 장

1 文部科学省「食品成分データベース」
(https://fooddb.mext.go.jp/)

2 "Alcohol Consumption and Obesity: An Update" G Traversy, J P Chaput. Curr Obes Rep. 2015; 4(1): 122-130.

3 欧州国際肥満学会のニュースリリース
(https://www.eurekalert.org/news-releases/605322)

4 文部科学省「日本食品標準成分表2020年版（八訂）」
(https://www.mext.go.jp/a_menu/syokuhinseibun/mext_01110.html)

제 6 장

1 "Smoking, alcohol consumption, and susceptibility to the common cold" S Cohen, D A Tyrrell, M A Russell, M J Jarvis, and A P Smith. Am J Public Health. 1993;83:1277-83.

2 "Intake of wine, beer, and spirits and the risk of clinical common cold" B Takkouche, C R Méndez, R G Closas, A Figueiras, J J G Otero, M A Hernán. Am J Epidemiol. 2002:155;853-8.

3 "Frequent alcohol drinking is associated with lower prevalence of self-reported common cold: a retrospective study" E Ouchi, K Niu, Y Kobayashi, L Guan, H Momma, H Guo, M Chujo, A Otomo, Y Cui, R Nagatomi. BMC Public Health. 2012;12:987.

4 国際医療福祉大学ニュースリリース
(https://www.iuhw.ac.jp/news-info/pdf/20220126.pdf)

5 "Alcohol and the risk of pneumonia: a systematic review and meta-analysis" E Simou, J Britton, J L Bee. BMJ Open. 2018; 8(8): e022344.

6 "The Effect of Alcohol Consumption on the Risk of ARDS: A Systematic Review and Meta-Analysis" E Simou, J L Bee, J Britton. Chest. 2018;154(1):58-68.

7   "Dietary alcohol, calcium, and potassium. Independent and combined effects on blood pressure" M H Criqui, R D Langer and D M Reed. Circulation.1989;80:609.

제 7 장

1   "Hippocampal volume in adolescent-onset alcohol use disorders" M D De Bellis, D B Clark, S R Beers, P H Soloff, A M Boring, J Hall, A Kersh, M S Keshavan. Am J Psychiatry.2000;157(5):737-744.

2   "Developmental changes in alcohol pharmacokinetics in rats" S J Kelly, D J Bonthius, J R West. Alcohol Clin Exp Res. 1987;11(3):281-286.

3   "The impact of a family history of alcoholism on the relationship between age at onset of alcohol use and DSM-IV alcohol dependence: results from the National Longitudinal Alcohol Epidemiologic Survey" B F Grant. Alcohol Health Res World. 1998;22(2):144-147.

4   WHO "Global status report on alcohol and health 2018"
(https://www.who.int/publications-detail-redirect/9789241565639)

5   厚生労働科学研究「未成年者の喫煙・飲酒状況に関する実態調査研究」
(https://www.gakkohoken.jp/files/theme/toko/2010kitsueninshu.pdf)

6   厚生労働省 障害保健福祉総合研究事業「精神障害者の地域ケアの促進に関する研究」平成19年度研究報告書 樋口班のデータより